Hans Stolp

Ein Blick in die Zukunft

Hans Stolp

Ein Blick in die Zukunft

Wie wir von den Erzengeln und der Geistigen Welt geführt werden

Aus dem Holländischen von
Andrea Fischer

Aquamarin Verlag

Impressum

Titel der Holländischen Originalausgabe:

Een blik op de toekomst

1. Auflage 2023

Voglherd 1 • D-85567 Grafing

www.aquamarin-verlag.de

Übersetzung aus dem Holländischen: Andrea Fischer

Druck: Finidr

ISBN: 978-3-89427-925-7

Inhalt

In Dankbarkeit und Liebe widme ich dieses Buch Paulien

Ihr Geschenk an dich

Jemanden zu verlieren, macht dich so verletzbar.
Es ist, als sei eine Wunde in dein Herz gerissen worden,
die fortwährend schmerzt. Und wo du Heilung finden könntest –
das weißt du nicht. Der Schmerz scheint eher stärker zu werden,
als abzunehmen und zu vergehen.

Doch auch wenn du dich oft allein fühlst, so bist du es nicht.
Es gibt eine stille Kraft, die dich umhüllt und in Bewegung hält,
auch in Zeiten, da du das nicht spüren kannst.

Wenn du auf die schweren Tage von damals zurückblickst, auf die Sorgen, die dich plagten, und auf den Abschied, der doch so unerwartet kam, erkennst du erst jetzt, im Nachhinein, wie viel Hilfe dir zuteil wurde, und wie du die richtigen Worte gefunden hast, als wären sie dir eingegeben worden.

Allein, und doch nicht allein. Deine verstorbenen Lieben sind um dich herum. Du spürst sie, und immer wieder hörst du ihre Stimme. Du weißt: Sie haben es gut. Sie selbst lassen es dich wissen. Das ist ihr Geschenk an dich. Jetzt schauen sie voller Liebe auf dich. Wie sehr erhoffen sie sich, dass auf deinem Weg durch den Kummer dein Bewusstsein wachsen wird. Dies ist das Geschenk, das du ihnen darbieten kannst. Es wird sie bereichern und ihnen gut tun. So werden sie von dir lernen.

Voller Freude bereiten sie dein himmlisches Zuhause vor, so dass sie dich, sobald deine Zeit gekommen ist, sofort freudig empfangen und in dein neues Heim begleiten können. Das wird ein Fest werden, auf das sie sich jetzt schon mächtig freuen.

Einladung

Wer den Mut hat, über die Zukunft nachzudenken, die uns erwartet, wird allmählich immer mehr ins Staunen geraten. Wer es wagt, unvoreingenommen auf die Schritte zu blicken, die die Menschheit in den kommenden Jahrhunderten gehen darf, wird eine große, allumfassende Erkenntnis gewinnen. Schauen Sie einfach hin, wagen Sie es, unvoreingenommen zu erfahren, was kommen wird.

Sie werden das Gefühl haben aufzuwachen, als würden Sie endlich anfangen zu verstehen, welche Mission Sie hier auf Erden haben, und was der wahre Sinn Ihres Lebens ist.

Sie werden erleben, wie sich Ihr geistiges Auge Schritt für Schritt öffnet. Sie werden Welten sehen können, die im Augenblick noch verborgen sind. Sie werden erleben, wie Ihnen ein höheres Denken gegeben wird. Sie werden erkennen, dass der Tod keine Bedrohung mehr ist, sondern einfach bedeutet, dass man wieder nach Hause heimkehrt.

Sie werden lernen, hinter die Dinge zu blicken und entdecken, was derzeit noch verborgen ist. So werden Sie Ihr Bewusstsein entwickeln. Sie dürfen zum Kanal für Engel und liebe Verstorbene werden, die der Menschheit durch Ihr Wirken Heilung, Erkenntnis und Liebe bringen.

Sie werden imstande sein, den roten Faden in Ihrem Leben zu erkennen und das *Wie* und *Warum* Ihres Lebens zu verstehen. Sie werden in frühere Leben zurückschauen und feststellen, wie sich Ihr Karma auf Ihr jetziges Leben auswirkt. All das wird geschehen.

Aber Sie werden auch Freiheit gewinnen – die Freiheit, sich diesen Entwicklungen anzuschließen oder nicht, und diese aktiv voranzubringen. Sie haben die Wahl. Doch um sich entscheiden zu können, müssen Sie von dieser Option zunächst überhaupt wissen und sie auch verstehen.

Deshalb dieses Buch – mit der Aufforderung: „Denken Sie mit, wenn Sie bereit sind!"

Die Eingeweihten kannten die Zukunft

Zwei Fragen

In diesem Buch möchte ich mich mit der Zukunft befassen: Welche Zukunft erwartet uns? Dazu gibt es nämlich viel mehr zu sagen, als die meisten Menschen glauben. Es ist bezeichnend, dass wir uns zwar mit der Vergangenheit beschäftigen (man denke nur an die Museen für Altertumskunde, die historischen Biografien oder die Filme über geschichtliche Ereignisse), jedoch gar nicht, oder nur kaum, mit der Zukunft. In der Schule werden die Schüler zwar im Fach Geschichte unterrichtet, jedoch merkwürdigerweise nicht in einem einzigen Fach, das ihnen bewusst macht, was die Zukunft uns bringen wird, und wie wir uns darauf vorbereiten können.

Doch bevor ich auf die Zukunft zu sprechen komme, möchte ich zuerst noch etwas anderes ansprechen; denn sobald man die Frage nach der Zukunft und damit nach dem stellt, was uns alles erwartet, drängen sich sofort zwei Fragen auf. Erstens: Ist es überhaupt möglich, etwas Aussagekräftiges über die Zukunft zu sagen? Ist es möglich, etwas über den Weg zu sagen, den die Menschheit in den nächsten Jahrhunderten beschreiten wird? Ist uns dieser Weg nicht völlig verborgen, und wagen es nur einige wenige Astrologen oder Hellseher, mehr oder weniger zuverlässige Aussagen über die Zukunft zu machen?

Man denke beispielsweise an die Corona-Krise: Niemand ahnte, dass das Corona-Virus plötzlich die Menschheit heimsuchen würde, und niemand war auf die vielen drastischen Maßnahmen vorbereitet, die aufgrund von Corona ergriffen wurden. Dies allein macht schon deutlich, wie prekär es ist, etwas über die Zukunft aussagen zu wollen. Die zweite Frage lautet: Ist es eigentlich wirklich wichtig, Einblick in die Zukunft zu bekommen? Schließlich werden wir alle spätestens in hundert Jahren verstorben sein. Die meisten Menschen denken, dass wir dann – nach unserem Tod – nichts mehr mit den Entwicklungsprozessen auf der Erde zu tun haben werden. Warum sollten wir uns dann also dennoch mit der Zukunft befassen?

Hohe Eingeweihte kannten die Zukunft

Betrachten wir zunächst einmal die erste Frage: Ist es möglich, etwas Sinnvolles über die Zukunft zu sagen? Um eine Antwort auf diese Frage zu finden, ist es ratsam, zunächst einen Blick in die Vergangenheit zu werfen. Es hat in der Vergangenheit nämlich sehr wohl Menschen gegeben, die imstande waren, etwas Vernünftiges über die Zukunft auszusagen. Dabei handelte es sich ausschließlich um hohe Eingeweihte. Sie konnten in die Zukunft schauen. Mit anderen Worten: Sie sahen als Hellsichtige beeindruckende, grandiose Bilder, die ihnen die Zukunft offenbarten – Bilder, wie wir sie zum Beispiel im letzten Buch der Bibel, in der Offenbarung des Johannes, finden.

Ich möchte gern drei Beispiele für solche hohen Eingeweihten nennen, die in die Zukunft schauen konnten:

Der Erste ist Johannes von Patmos. Er war der geliebte Jünger Jesu Christi, der am Ende seines Lebens auf der griechischen Insel Patmos gefangengehalten wurde. Dort, in einer Höhle, empfing er eine gewaltige, eindrucksvolle Zukunftsvision. Er diktierte alles, was er sah, seinem Schüler Prochorus, der alle diese Bilder im Detail aufschrieb. Später wurden diese Visionen in der Bibel als Offenbarung des Johannes überliefert.[1]

Leider ist vielen nicht mehr bewusst, dass diese Visionen eine Beschreibung der Zukunft sind – allerdings in einer mystischen Sprache, einer Bildersprache. Leider ist die Sensibilität für das, was man uns damit mitteilen möchte, fast völlig verloren gegangen. Damit ist in der Tat auch die Zukunftsperspektive, die dieses Buch der Bibel uns bietet, verloren gegangen.

Als Zweiten möchte ich Hermes Trismegistos nennen. Er war der Begründer der altägyptischen Kultur und schenkte dieser – wie die Ägypter selbst es bezeichneten – die Weisheit der Götter. Er wurde wie ein vergöttlichter Mensch verehrt: „Sie nannten ihn Trismegistos. Das bedeutet: Der 'dreimal Größte', denn er war sowohl der größte Philosoph als auch der größte Priester sowie der größte König."[2]

Hermes war imstande, den göttlichen Schöpfungsplan zu entschlüsseln, indem er sich auf die Erde konzentrierte und die physische Welt ergründete. Denn, so sagte er, aus der physischen Welt, sogar am menschlichen Körper, lassen sich die Pläne der Geistigen Welt ablesen.

Als Dritten möchte ich Zarathustra nennen. Er war der hohe Eingeweihte, der die Basis der altpersischen Kultur schuf. Seine wahre Größe wird deutlich, wenn man weiß, dass sowohl Hermes Trismegistos als auch Moses, der Führer des jüdischen Volkes, in einem früheren Leben seine Schüler waren.

Als hoher Eingeweihter sah er voraus, dass ein göttliches Wesen (das wir später den Christus nennen würden) eines Tages auf die Erde hinabsteigen würde, um Mensch zu werden. Die Aufgabe, zu welcher er das persische Volk anleitete, war von folgender zukünftigen Entwicklung geprägt: „Sein“ Volk musste die Entwicklung der Erde voranbringen, damit spätere Generationen imstande sein würden, dieses göttliche Wesen angemessen und würdig zu empfangen. Ganz außergewöhnlich ist auch die Tatsache, dass er in einer späteren Inkarnation dem Christus bei dessen Menschwerdung beistehen durfte.[3]

Alle diese hohen Eingeweihten, die ich genannt habe – selbstverständlich gibt es noch weitere –, konnten in die Astralwelt schauen und sahen dort, wie sich die Zukunft auf der Erde entwickeln würde. Auf der Basis dieser Erkenntnisse boten sie der Menschheit Orientierungshilfen. So wurde der Blick in die Zukunft entscheidend für das Handeln und Tun der Menschen. Man könnte sagen, dass die hohen Eingeweihten aus jenen alten, längst vergangenen Zeiten ihre Nachfolger lehrten, ihr Leben in den Dienst der von den Göttern beabsichtigten Entwicklung zu stellen.

Spätere Eingeweihte

Aber nicht nur in längst vergangenen Zeiten, auch in späteren Jahrhunderten traten solche Eingeweihten auf. Als Beispiel für diese späteren Eingeweihten aus der neuchristlichen Zeit möchte ich auf Emanuel Swedenborg, den bedeutenden schwedischen Gelehrten (1688-1772), hinweisen. Als Universalgelehrter war er mit praktisch allen Wissenschaften vertraut. Viele seiner wissenschaftlichen Entdeckungen haben sich erst im 20. Jahrhundert als wahr erwiesen.

Im Jahr 1743 erlebte er eine tiefe Lebenskrise, die ihn an den Rand des Wahnsinns und der Verzweiflung brachte. Nachdem er diese Krise überwunden hatte, hatte er in den darauf folgenden Jahren eine Reihe von Visionen, in welchen ihm die Zukunft der Menschheit in Bildern gezeigt wurde. Außerdem wurden ihm auch die Bilder in der Offenbarung des Johannes von einem Engel erklärt, so dass er die Zukunft so verstehen konnte, wie Johannes sie beschrieben und offenbart hatte.

Übrigens sagte der Seher Jacob Lorber – ein österreichischer Mystiker und Prophet, der um 1850 lebte –, dass Emanuel Swedenborg eine Inkarnation des jüdischen Propheten Daniel war. Dieser beschreibt im gleichnamigen Buch des Alten Testaments in großen Visionen die Zukunft. Auch er war demnach ein Hellsichtiger.

Alle diese Seher – und das ist typisch für sie – beschrieben die Zukunft in eindrucksvollen, grandiosen Bildern. Es war also keine faktische Beschreibung der Zukunft, die sie wahrnahmen, sondern es wurde ihnen der Verlauf der zukünftigen Entwicklungen in Bildern gezeigt. Bilder, die sie in der Astralwelt empfingen, die uns heute jedoch rätselhaft oder gar fremd erscheinen. In diesen Bildern sind aber sehr wohl die geistigen Kräfte erkennbar, die im Hintergrund wirken und den Lauf der Evolution bestimmen.

Über Jahrhunderte hinweg hatten die Menschen, welchen die hohen Eingeweihten ihre Zukunftsvisionen übermittelten, noch die Fähigkeit, diese Bilder zu verstehen – sie spürten ihre Bedeutung intuitiv. Vor allem im letzten Jahrhundert wurde diese Fähigkeit, dieses intuitive Gespür für die Bedeutung der Bilder, immer schwächer. Letztendlich haben die Menschen diese Fähigkeit ganz verloren. Infolgedessen verstehen sie nicht mehr, was die Visionen der großen Eingeweihten eigentlich aussagen wollen.

So kam es, dass diese so beeindruckenden Bilder und Visionen in unserer heutigen Zeit meist als Phantasie, Halluzination oder gar als Unsinn abgetan werden – und so schwand in den vergangenen Jahrhunderten das Wissen um zukünftige Entwicklungen mehr und mehr.

Zum Glück kam ein neuer Eingeweihter auf die Erde: Rudolf Steiner. Er war der erste große Eingeweihte, der in der Lage war, den Inhalt der Visionen des Johannes und die Bilder, die die anderen hohen Eingeweihten gesehen hatten, in einer klaren, logischen Sprache zu beschreiben – in einer Sprache, die dem Denken des modernen Menschen von heute entspricht.

Rudolf Steiner ist es zu verdanken, dass dieses uralte Wissen nun auch den Menschen unserer Zeit zugänglich gemacht wurde. Er wurde somit auch zu Recht als großer Eingeweihter der Neuzeit bezeichnet, der nicht nur imstande war, die Zukunft in der Astralwelt zu lesen, sondern auch die Bilder, auf die er dort stieß, zu verstehen. So kam es, dass Rudolf Steiner uns diese Bilder der Zukunft in einer klaren, logischen Sprache vermitteln konnte.

Der Weg des Eingeweihten

Aber wie konnten all diese Eingeweihten dieses Wissen über die Zukunft erlangen, und warum können wir das nicht mehr? Das war möglich, weil sie hellsichtig waren. Diese Fähigkeit besitzen wir nicht. Mit anderen Worten, sie konnten als Hellsichtige in die Zukunft schauen. Doch bevor sie diese besondere Fähigkeit in ihrem Leben erhielten, ging ihr fast immer eine tiefgreifende Entwicklung voraus (die bereits in früheren Leben vorbereitet worden war):

- Die hohen Eingeweihten waren Menschen, die tagtäglich in der Stille an sich arbeiteten. Das war für sie ganz selbstverständlich, denn sie waren sich der tiefen Bedeutung dessen bewusst. Sie lernten, die Verantwortung für ihre persönliche geistige Entwicklung selbst zu übernehmen. In vorchristlicher Zeit geschah dies meist in Tempeln oder Mysterienschulen. Heute geschieht es – wie beispielsweise auch bei Swedenborg – in der Stille ihres eigenen Heims.

- Die hohen Eingeweihten durchliefen infolgedessen an einem bestimmten Punkt ihres Lebens eine heftige, tiefe Lebenskrise – eine Krise, in der sie sich völlig verlassen fühlten (auch von der göttlichen Welt) und verzweifelt waren. Denken Sie nur an das, was ich oben über Emanuel Swedenborg erzählt habe.
- Doch wenn sie diese Krise überwunden hatten, öffnete sich ihnen völlig unerwartet die Geistige Welt, und sie konnten in diese hineinschauen.

Die hohen Eingeweihten hatten mit ihrer hellseherischen Fähigkeit eine besonders starke Verbindung zur Astralwelt. Das heißt, sie konnten nicht nur in die ätherische Welt schauen, sondern auch in die Astralwelt, die über der ätherischen Welt liegt.

Das Besondere an der Astralwelt ist, dass es dort keinen Raum gibt, sehr wohl jedoch Zeit. Es ist an sich schon schwer vorstellbar, dass der Raum in der Astralwelt keine Rolle spielt, die Zeit jedoch schon. Hinzu kommt aber auch noch, dass sich die Zeit in der Astralwelt anders darstellt als hier auf der Erde: Die Zeit läuft rückwärts. Das bedeutet, dass man in der Astralwelt zuerst die Zukunft sieht und erst dann, rückblickend, die Entwicklungen, die zu dieser Zukunft geführt haben. Die Eingeweihten, die in die Astralwelt schauen können, können daher die Zukunft der Erde und der Menschheit in Bildern sehen.

So wie es bei den Eingeweihten früher war, ist es in der Tat auch heute noch. Aber es ist heute schwieriger, aus dem eigenen Körper herauszutreten und sich Einblick in die Zukunft zu verschaffen. Unsere Körper sind härter und fester geworden, so dass es für moderne Eingeweihte schwieriger ist, sich von ihnen zu lösen, aus ihnen herauszutreten und in die Astralwelt einzutreten. Es ist jedoch immer noch möglich. Aber wie macht man das?

Nehmen wir uns dafür die Eingeweihten aus früheren Zeiten als Beispiel: Um ein höheres Bewusstsein zu erlangen, muss man zunächst jahrelang gründlich und konsequent an sich arbeiten. Dann, zu einem bestimmten Zeitpunkt, macht man eine Lebenskrise durch, die so heftig ist, dass man glaubt, man würde daran zugrunde gehen. Hat man diese Krise jedoch gemeistert, ohne dadurch innerlich zu verhärten, und hat man den Mut gehabt, jegliche Stütze loszulassen, dann kann es passieren, dass sich der Himmel öffnet, und man beginnt, etwas von jener so viel größeren Welt zu sehen und spüren.

Nur auf diese Weise können in uns besondere Fähigkeiten wie hellsichtiges Denken, hellsichtiges Sehen und/oder hellsichtiges Wissen erwachen, die uns befähigen, in die Zukunft zu blicken. Übrigens: Rudolf Steiner hat diesen Entwicklungsweg des modernen Menschen in seinem berühmten Buch „Wie erlangt man Erkenntnisse der höheren Welten?“ ausführlich beschrieben.[4]

Rudolf Steiners Geschenk

Zusammenfassend lässt sich feststellen, dass die Menschheit schon immer Einblick in die Zukunft hatte. In alten Zeiten waren diese Erkenntnisse sogar für diejenigen maßgebend, die ein Volk und ein Land regierten. Man denke beispielsweise an die Pharaonen: Sie waren Eingeweihte, die in die Geistige Welt schauen konnten und so Wissen darüber erhielten, wie sie ihr Volk führen sollten.

Die Menschen haben im Laufe der Jahrhunderte die Bedeutung der Visionen und Zukunftsbilder, die ihnen von den großen Eingeweihten übermittelt wurden, immer intuitiv gespürt (man denke zum Beispiel an die Offenbarung des Johannes). Es war für sie ganz selbstverständlich. In den letzten Jahrhunderten jedoch begann dieses intuitive Gespür zu schwinden. Im letzten Jahrhundert haben die Menschen diese Fähigkeit sogar vollkommen verloren. Infolgedessen begannen sie, diese Prophezeiungen mehr und mehr als wirre Phantasien früherer Generationen zu betrachten, die für die Gegenwart keinerlei Bedeutung mehr haben. Zum Glück konnte uns Rudolf Steiner im letzten Jahrhundert diese alten, fast vergessenen Erkenntnisse über die Zukunft auf eine neue Art und Weise vermitteln – in der klaren, logischen Sprache. Dies ermöglicht es uns, die Grundzüge der Zukunft zu erkennen, die uns erwartet. Es ist ein großartiges Geschenk. Für dieses Buch habe ich daher auch dankbar auf seine Erkenntnisse zurückgegriffen.

Es ist wichtig, sich klar zu machen, dass es sich bei dem, was Rudolf Steiner uns darstellt, nicht um eine Aufzählung kommender Ereignisse handelt, nach dem Motto: „Dieses und jenes wird geschehen." Was er uns vermittelt, ist vielmehr, wie und auf welche Weise seitens der Geistigen Welt auf die Entwicklung der Menschheit eingewirkt wird. Er zeigt, welche Kräfte und Impulse im Hintergrund – und damit im Verborgenen – wirken und wie sie die weitere Entwicklung der Menschheit bestimmen.

Man könnte sagen, dass er die Arbeit der Engel und Erzengel beleuchtet und zeigt, wie ihre Impulse, ihre Energien, unsere weitere Entwicklung bestimmen. Er macht deutlich, wie wichtig es ist, dass wir Menschen uns dieser Impulse und Energien bewusst werden. Denn das macht es uns möglich, mit den Engeln und Erzengeln zusammenzuarbeiten.

Nur dann werden wir nicht als seelenlose Geschöpfe die Ereignisse auf der Erde über uns hereinbrechen lassen, sondern können bewusste Entscheidungen treffen und die Arbeit der Engel und Erzengel unterstützen. Um eben diese Bewusstseinserhöhung geht es in diesem Buch.

Eine Entwicklung von schwindelerregendem Ausmaß

Einblick in das, was die Eingeweihten wahrgenommen haben

Vielleicht wird Ihnen bei diesem Kapitel ein wenig schwindelig werden. Aber ich bin bereit, dieses Risiko einzugehen, denn es ist äußerst faszinierend zu erfahren, was die Eingeweihten in früheren Zeiten denn nun eigentlich tatsächlich im Hinblick auf die Zukunft beobachtet haben. Besonders bereichernd ist es vor allem auch, diese Erkenntnisse in der klaren, logischen Sprache Rudolf Steiners in uns aufzunehmen.

Ich werde die Essenz der Beobachtungen der Eingeweihten kurz und prägnant beschreiben. Dies tue ich vor allem deshalb, weil auf diese Weise in uns automatisch ein Gefühl des Staunens und der Ehrfurcht aufsteigt: Es ist so großartig, wenn man eine Vorstellung davon bekommt, was die großen Eingeweihten auf hellsichtige Weise beobachtet haben. Durch ihre Beobachtungen erfahren auch wir etwas über den göttlichen Schöpfungsplan – wenn auch nur ein ganz klein wenig. Aber dieser kleine Einblick ist bereits so großartig, dass es jeden berührt, der diese Erkenntnisse mit offenem Herzen annimmt und versucht, sie zu ergründen.

Die Eingeweihten betonten immer wieder, dass genau dieses Gefühl der Ehrfurcht und des Staunens die Grundlage für das Erwachen höherer hellsichtiger Kräfte ist. Sich diesen Erkenntnissen zu widmen, ist das beste Training, um in sich selbst jene höheren Fähigkeiten zur Entfaltung zu bringen, die die großen Eingeweihten besaßen. Zumindest ist dies ein Anfang.

Die sieben Inkarnationen der Erde

Zunächst einmal ist es Fakt, dass die Erde irgendwann sterben und nach einiger Zeit wieder neu geboren werden wird. Schließlich ist sie ein Lebewesen, wie der Mensch auch, und unterliegt daher ebenfalls den Gesetzen von Karma und Reinkarnation. Die Eingeweihten wussten, dass die Erde mindestens sieben Inkarnationen kennt, und dass wir gerade in der vierten Inkarnation der Erde leben. Für viele ist es verwunderlich und schwer vorstellbar, dass die Erde ein Lebewesen ist, das sterben und dann wiedergeboren werden kann, genau wie der Mensch.

Nebenbei bemerkt: Wenn Sie diese Erkenntnis in Ihre Seele aufnehmen und in aller Ruhe durchdenken, wird es auch verständlich, dass die Erde als Lebewesen zur Zeit einen besonderen Übergang erlebt. Er ist vergleichbar mit dem Übergang, den wir im menschlichen Leben als Midlife-Crisis bezeichnen. Viele der Klimaveränderungen, die wir derzeit erleben, hängen mit diesem Übergang zusammen.

Die sieben Inkarnationen der Erde haben jeweils einen eigenen Namen:

- Es begann mit dem Alten Saturn. Auf diesem Planeten wurde zum ersten Mal die Struktur eines physischen Körpers angelegt.
- Darauf folgte die Alte Sonne. Auf diesem Planeten wurde der physische Körper von einem Ätherleib umhüllt.

- Bei der nächsten Inkarnation, dem Alten Mond, wurden diese beiden Körper von einem Astralleib umhüllt, der sie beide durchdrang und transformierte.
- Bei der vierten Inkarnation der Erde, dem jetzigen Planeten Erde, wird das Ich des Menschen in diesen drei Körpern zur Entfaltung kommen. Das heißt, die individuelle Persönlichkeit eines jeden Menschen zeigt sich und erwacht zum Leben. Während dieses Prozesses entstand zunächst das niedere Selbst. Doch in der heutigen Zeit muss sich der Mensch Schritt für Schritt des ersten Keimes des höheren Ichs – auch „Höheres Selbst" genannt – bewusst werden und es ausbilden.
- Wenn die gegenwärtige Erde schließlich untergegangen sein wird, werden die nächsten drei Inkarnationen der Erde in dieser Abfolge geboren werden: Jupiter, Venus und Vulkan. In diesen drei kommenden Inkarnationen wird der Mensch noch weitere, ganz neue Fähigkeiten erwerben. Wir sehen also, der Mensch ist ein Wesen, das sich ständig weiterentwickelt und immer neue Fähigkeiten ausbaut.

Die sieben Zeitalter

Aber das ist noch nicht alles. Wenn wir unsere Aufmerksamkeit auf die gegenwärtige Erde richten, sehen wir, dass sie in ihrer Entwicklung sieben Hauptzeitalter durchläuft. Vier dieser Zeitalter haben wir inzwischen bereits durchlaufen. Wir leben jetzt im fünften Zeitalter, das als „post-atlantisches Zeitalter" bezeichnet wird.

Allein an diesem Namen kann man schon ablesen, dass die vorangegangene Ära – das vierte Zeitalter – „atlantisches Zeitalter" genannt wird. Es ging etwa 13.000 Jahre vor Christus zu Ende. Dieses Ereignis wird in der Bibel – aber auch in vielen Legenden –

als die Sintflut beschrieben. Nach der verheerenden Flut dauerte es lange, bis sich in Asien neue Kulturen herausbildeten und eine neue Entwicklung einsetzte.

Beschäftigt man sich etwas eingehender mit diesen Entwicklungen, so wird deutlich, dass das Lebensende der Erde noch lange nicht gekommen ist, wie manche Schwarzmaler behaupten. Nach dem gegenwärtigen, fünften, post-atlantischen Zeitalter wird es zwei weitere geben (nämlich noch das sechste und das siebente), die jeweils viele Jahrhunderte dauern werden – und wenn die Erde dann schließlich untergegangen ist, werden drei weitere Inkarnationen der Erde folgen, wie wir bereits gesehen haben: Jupiter, Venus und Vulkan. Auf diesen Planeten wird der Mensch seine Entwicklung fortsetzen und neue, bisher unvorstellbare Fähigkeiten entwickeln.[5]

Die sieben Kulturepochen

Damit sind wir aber mit der Beschreibung der verschiedenen Entwicklungsphasen, die die Erde und die Menschheit durchlaufen haben und noch durchlaufen werden, noch nicht fertig. Denn auch unser gegenwärtiges Zeitalter durchläuft ebenfalls wiederum sieben Perioden. Diese werden als „die sieben Kulturepochen" bezeichnet und dauern jeweils etwa 2160 Jahre. Vier dieser Kulturepochen liegen inzwischen hinter uns. Das bedeutet, dass wir jetzt in der fünften beziehungsweise der germanisch-angelsächsischen Kulturepoche leben. Diese begann im Jahr 1413 und wird im Jahr 3573 enden. Es liegt also noch eine lange Zukunft vor uns, die wir nun klarer abstecken können:

- Nach dem Untergang der jetzigen Erde wird es drei weitere Inkarnationen von Mutter Erde geben.
- Nach der gegenwärtigen, der fünften post-atlantischen Epoche wird es noch zwei weitere große Epochen geben (die sechste und die siebte), bevor die Erde untergeht, um sich auf ihre nächste Inkarnation vorzubereiten.
- Nach der aktuellen, der fünften, germanisch-angelsächsischen Kulturepoche wird es noch zwei weitere Kulturepochen geben, bevor wir in die nächste (sechste) Epoche übergehen.

Ich selbst habe Jahre gebraucht, bis ich diese Erkenntnisse wirklich zutiefst verinnerlicht hatte. Daher verstehe ich sehr gut, dass Sie als Leser jetzt wahrscheinlich verwirrt sind. Dennoch möchte ich Ihnen diese Erkenntnisse nicht vorenthalten, denn gerade durch sie erhalten Sie ein Gespür dafür, was die großen Eingeweihten zu ihrer Zeit sehen durften, und was Rudolf Steiner im letzten Jahrhundert auf eine neue, zeitgemäße Weise imstande war zu beschreiben.[6]

Die oben dargestellten Erkenntnisse in Bezug auf die Inkarnationen der Erde, in Bezug auf die Zeitalter, die wir auf der gegenwärtigen Erde durchleben, und in Bezug auf die Kulturepochen, die wir im gegenwärtigen Zeitalter durchlaufen, bilden die Grundlage für die Überlegungen, die ich Ihnen in den folgenden Kapiteln vorstellen möchte.

Diese Erkenntnisse mögen für Sie vielleicht schockierend sein und Ihnen völlig neu erscheinen, doch das sind sie nicht. Denken Sie an Folgendes: Das biblische Buch der Offenbarung des Johannes enthält viele Siebener-Sequenzen: Sieben Briefe, sieben Siegel, sieben Posaunen und sieben Schalen, um nur einige Beispiele zu nennen. In Anbetracht der obigen Ausführungen sollte Ihnen nun klar sein, was diese bedeuten: Es handelt sich (unter anderem) um bildliche Beschreibungen der sieben Zeitalter und der sieben Kulturepochen, die ich oben erwähnt habe.

Warum ist es wichtig, Einblick in die Zukunft zu nehmen?

Natürlich kann man sich fragen, ob es wirklich so wichtig ist, sich mit den zukünftigen Entwicklungen auf der Erde zu beschäftigen. Schließlich werden wir alle spätestens in hundert Jahren längst in die Geistige Welt zurückgekehrt sein und mit den irdischen Entwicklungen nicht mehr viel zu tun haben. Zumindest denken viele Menschen so darüber.

Zunächst einmal muss ich sagen, dass die Frage, ob es sinnvoll ist, sich mit zukünftigen Entwicklungen zu befassen, eigentlich eine egozentrische Frage ist, denn sie berücksichtigt ja nur uns selbst. Schließlich müssen unsere Kinder, Enkelkinder und deren Nachkommen ja in dieser Zukunft leben. Deshalb ist es allein schon um ihretwillen wichtig, dass wir das irdische Leben so gestalten, dass diese Zukunft so gut wie möglich aussieht. Das können wir nur, wenn wir wissen, was diese Zukunft von uns verlangt, und wie wir uns darauf vorbereiten können. Mit anderen Worten: Das Interesse an einer guten Zukunft für unsere (Enkel-)Kinder ist an sich schon ein triftiger Grund, sich damit näher zu befassen.

Aber noch etwas anderes spielt bei der Antwort auf die obige Frage eine Rolle: Wir alle werden nach etwa 700 oder 800 Jahren für ein weiteres Leben auf die Erde zurückkehren. (Zu dieser Regel gibt es viele, viele Ausnahmen, zum Beispiel, dass einige Menschen schon viel früher zurückkehren werden, weil sie zu diesem Zeitpunkt auf der Erde gebraucht werden. Doch dazu später mehr.)[7]

Wenn wir etwas über die weitere Zukunft auf der Erde wissen, können wir erkennen, in welche Art von Welt und mit welchen Aufgaben wir im nächsten Leben auf die Erde zurückkehren werden. Das ist wichtiger, als viele denken! Doch auch dazu später mehr. Ich kann jedoch schon jetzt sagen, dass wir, wenn wir uns mit der Zukunft beschäftigen, etwas über das Muster unseres zukünftigen Lebens auf der Erde erfahren und uns in diesem Leben darauf vorbereiten können.

Eine dritte Antwort auf die Frage, warum die Beschäftigung mit der Zukunft wichtig ist, lautet: Diejenigen, die hier auf der Erde Einblicke in die Zukunft gewonnen haben, werden nach ihrem Tod, von der Geistigen Welt aus, an den richtigen Entwicklungen auf der Erde mitwirken dürfen. Das bedeutet, dass der Blick in die Zukunft zudem auch für das Leben nach dem Tod in der Geistigen Welt von Bedeutung ist. Diejenigen Verstorbenen, die diesen Weitblick besitzen, können dann durch ihre auf der Erde zurückgebliebenen Angehörigen hindurch wirken und so dazu beitragen, ihr Leben auf Erden dementsprechend so zu gestalten, wie es die Geistige Welt beabsichtigt. Es ist die Kraft der Liebe, die diese Verbindung zwischen Himmel und Erde ermöglicht. Doch das Gegenteil ist ebenfalls der Fall: Wer diese Einblicke in die Zukunft nicht genommen hat, wird nach seinem Tod nicht imstande sein, von der Geistigen Welt aus an den Entwicklungen auf der Erde mitzuwirken. Solche Menschen sind in dieser Hinsicht blind. Warum ist das so? Ganz einfach: Erst wenn Sie sich auf Erden Erkenntnisse über die Zukunft angeeignet haben, wird dadurch Ihr geistiger Blick geschärft sein, der es Ihnen nach dem Tod ermöglichen wird, zu erkennen, wohin die Entwicklungen auf Erden führen, und wie Sie von der Geistigen Welt aus dazu beitragen können.

Die Regentschaft der Erzengel

Der Sinn und Zweck des irdischen Lebens

In den folgenden Kapiteln möchte ich mich zunächst auf die Gegenwart und auf die Frage konzentrieren, welche Impulse in dieser Zeit in unseren Seelen gespeichert werden und von hier aus einen Bogen in die Zukunft schlagen. Dabei möchte ich den Impulsen (und damit den Lebenslektionen) auf die Spur kommen, die uns in Zukunft zuteilwerden. Doch bevor ich damit beginne, möchte ich zunächst auf zwei wichtige Fragen eingehen, die mir in diesem Zusammenhang oft gestellt werden:

- Was ist eigentlich das Ziel all dieser Entwicklungen, die wir auf der Erde Leben nach Leben durchlaufen?

- Wer leitet diese Entwicklungen denn eigentlich? Sind wir dabei auf uns selbst gestellt, wird die Zukunft vom Zufall bestimmt, oder verhält es sich noch ganz anders?

Der Antwort auf die erste Frage – der Frage nach dem Ziel der irdischen Entwicklungen – könnte man ganze Kapitel, ja sogar ganze Bücher widmen. Lassen Sie es mich daher ganz kurz und prägnant formulieren: Das hohe Ziel besteht darin, dass wir eines Tages, in ferner Zukunft, zu einem Engel werden.

Johannes von Patmos erklärt uns in der Offenbarung des Johannes sogar, dass es dem Menschen eines Tages, in ferner, ferner Zukunft, erlaubt sein wird, „neben Christus auf seinem Thron zu sitzen“.[8] Dies ist bildlich gemeint und soll bedeuten, dass der Mensch eines Tages Christus ebenbürtig sein darf. Bei diesem Gedanken kann es einem schon richtig schwindelig werden, vor allem, wenn man länger darüber nachdenkt. Das würde bedeuten, dass der Mensch eines Tages ein Wesen der reinen Liebe sein wird. Schließlich ist Christus die Quelle, der Schöpfer und die Essenz der Liebe selbst. Ihm entgegenzuwachsen und ihm schließlich gleich zu werden – und damit: Ein Mensch der reinen Liebe zu werden – ist so betrachtet das unvorstellbar höchste Ziel der Schöpfung.

Um dieses Ziel zu erreichen, werden wir immer wieder neue Schritte auf unserem Weg des spirituellen Wachstums und der Entwicklung unternehmen müssen, Leben für Leben. Auf diesem Weg werden wir viele verschiedene Lebenslektionen durchlaufen müssen und viele Fehler machen – und dies alles, um spirituell zu wachsen.

Alles hat seinen Sinn

Die Antwort auf die zweite Frage – wer all diese Entwicklungen leitet – lautet zunächst einmal: Auf unserem Weg des spirituellen Wachstums erhalten wir aus der Geistigen Welt alle erdenkliche Hilfe, die wir benötigen. So sind beispielsweise alle Engel-Hierarchien an unserer Entwicklung und unserem geistigen Wachstum beteiligt. Mit anderen Worten: Alle neun Engelgruppen oder -hierarchien haben durch alle Zeitalter hindurch an unserer Entwicklung mitgewirkt und tun dies weiterhin – angefangen bei den „gewöhnlichen“ Engeln bis hin zur allerhöchsten Engelsstufe, den *Seraphim*.[9]

Sie werden uns auch in Zukunft weiterhin ihre besonderen Gaben schenken. Es hinterlässt also einen tiefen Eindruck bei jedem Menschen (so höre ich es immer wieder), der sich der verschiedenen Gaben bewusst wird, die uns die verschiedenen Hierarchien im Rahmen unserer Menschwerdung bereits geschenkt haben. Alle Engel haben uns etwas von ihrem eigenen Wesen mitgegeben, damit wir dank dieser Gaben immer wieder eine neue Fähigkeit entwickeln konnten – jetzt und zukünftig. In diesem Buch richten wir unsere Aufmerksamkeit insbesondere auf den Beitrag, den die Erzengel zu unserer Entwicklung leisten.

Alle Engel werden ihrerseits von einem Wesen geführt, das über ihnen steht: Vom Christus. Er ist es, der sie erschaffen hat und der in und durch die Engel wirkt.[10] Im Grunde genommen ist er es, der die Evolution, die Entwicklung des Menschen, durch alle Zeitalter hindurch lenkt. Wenn wir dabei erkennen, dass er, der Christus, die Liebe selbst ist, wird auch deutlich, dass wir ihm unser Leben, unser Wachstum und unseren Lebensweg getrost anvertrauen können, auch wenn wir oft nicht nachvollziehen können, warum unser Leben gerade so verläuft.

Nach unserem Tod werden wir die stille Führung, die Christus und seine Engel uns während unseres irdischen Lebens gewährt haben, erkennen und ergründen dürfen. Dann werden wir auch die tiefe Bedeutung all der Ereignisse und Erfahrungen verstehen, die uns auf Erden widerfahren sind. Glücklicherweise müssen wir nicht bis zu unserem Tod warten, um dies erkennen zu können: Wer an sich arbeitet, wird schon jetzt, während seines irdischen Lebens, immer besser verstehen, warum ihm bestimmte Ereignisse und Erfahrungen widerfahren sind.

Deshalb kann die letzte Lebensphase trotz aller Abbauprozesse so eindrucksvoll und großartig werden, weil sich dann – für denjenigen, der an sich gearbeitet hat – die Schleier zu lüften beginnen, und die Frage nach dem „Warum?“ zum „Darum!“ wird. Eine neunzigjährige Dame hat es so formuliert: „Dies ist die schönste Zeit meines Lebens.“ Sie konnte das sagen, weil sie in diesem Alter so viel von dem verstehen durfte, was in all den Jahren zuvor in ihrem Leben verborgen und unverständlich gewesen war.

Die Regentschaft von Michael

Und damit zur Gegenwart: An welchen Entwicklungen arbeitet die Geistige Welt aktuell? Worauf müssen wir achten, wenn wir die Umstände unserer Zeit verstehen wollen? Welche Impulse können wir spüren? Um dem auf die Spur zu kommen, müssen wir uns zunächst der Arbeit bewusst werden, die der große Erzengel Michael im Verborgenen leistet. Schließlich ist er der „Regent“ der heutigen Zeit. Was ist mit diesem Begriff eigentlich gemeint?

Im vorigen Kapitel haben wir erfahren, wie die Entwicklung der Menschheit durch die sieben Inkarnationen der Erde, die sieben Zeitalter auf der gegenwärtigen Erde und schließlich durch die sieben Kulturepochen der gegenwärtigen, der fünften post-atlantischen Ära verläuft. Neben diesen größeren Entwicklungsphasen können wir auch kleinere oder kürzere Perioden unterscheiden, und zwar Perioden, in welchen einer der Erzengel die Leitung der Entwicklung der Menschheit übernimmt und als „Regent“, wie er in diesem Fall genannt wird, auftritt. Eine solche Erzengel-Periode beziehungsweise Regentschaft dauert etwa 354 Jahre. Es handelt sich um sieben Erzengel, die sich in einer festen Reihenfolge abwechseln. Diese sieben sind nacheinander: Oriphiel, Anael, Zachariel, Raphael, Samael, Gabriel und Michael.

Wenn ich mich nun auf die letzten beiden Erzengel-Perioden, nämlich die Regentschaften von Gabriel und Michael, beschränken möchte, so ist Folgendes zu erkennen:

- Gabriel regierte von 1510 bis 1879.
- Die Regentschaft von Michael begann 1879 und dauert bis etwa 2233.

Das bedeutet, dass wir in der heutigen Zeit vom großen Erzengel Michael inspiriert und geführt werden. Er hinterlegt seine Impulse als Wünsche in unseren Herzen: Wie beispielsweise den Wunsch nach Bewusstseinserhöhung, den Wunsch nach Freiheit und den Impuls, sich auf die Suche nach einem tieferen Einblick in den Sinn des Lebens zu begeben.

Wenn wir die Zeit, in der wir leben, verstehen und ergründen wollen, ist es wichtig, dass wir uns auf die Merkmale konzentrieren, die die Regentschaft von Michael charakterisieren.

Die verschiedenen Aspekte seiner Regentschaft oder die Impulse, die er in unsere Herzen legt, haben alle mit Bewusstseinserhöhung zu tun. Der wichtigste von ihnen ist der Impuls, sich wieder bewusst zu machen, dass wir geistige Wesen sind, die auf die Erde herabgestiegen sind, um hier ihre Lektionen zu lernen, und die nach dem Tod in die Geistige Welt zurückkehren werden. Von dort aus werden wir dann zu einem späteren Zeitpunkt wieder auf die Erde zurückkehren, um neue Lebenslektionen zu lernen. Wir werden in den nachfolgenden Kapiteln sehen, wie dieser Auftrag zur

Bewusstseinserhöhung immer wiederkehrt und uns immer wieder angetragen – und dabei mit jedem Mal noch tiefer wird.

Bewusstwerdung der Geistigen Welt

Michael schärft also zunächst einmal unser Bewusstsein für die Geistige Welt. Unter all seinen Aufgaben ist das sein Hauptbestreben. Diese Bewusstseinserhöhung bildet die Grundlage für all die anderen Impulse, die er uns mit auf den Weg geben will. Er tut dies unter anderem, indem er immer mehr Menschen eine NTE (Nahtod-Erfahrung oder auch Nahtod-Erlebnis genannt) schenkt. Andere erhalten durch seine Impulse Botschaften von geliebten Verstorbenen, wieder andere machen Engel- oder Christuserfahrungen. Es werden sich auch immer mehr Menschen in der heutigen Zeit vergangener Leben und damit der Themen Karma und Reinkarnation bewusst. Außerdem hören wir immer häufiger von außerkörperlichen Erfahrungen. All dies sind neue Erfahrungen, die vor 1879 kaum möglich waren. Es heißt daher auch, dass Michael den Schleier, der die Geistige Welt vor den Menschen verbirgt, allmählich beiseite zieht.

Jetzt geht es darum, dass wir lernen, die verschiedenen Erfahrungen mit der Geistigen Welt, die einige von uns aktuell gerade machen, ernst zu nehmen und verstehen zu lernen. Das ist keine Selbstverständlichkeit. Wenn man plötzlich die Lichtgestalt eines Engels sieht oder die Stimme eines Verstorbenen hört, kann das blitzschnell an einem vorübergehen – so schnell, dass man denken könnte: „Habe ich mir das nur eingebildet, oder habe ich es wirklich gesehen?“ Wenn man die Stimme eines geliebten Verstorbenen hört, denkt man vielleicht ganz spontan: „Habe ich das wirklich gehört? War das wirklich die Stimme von diesem und jenem, oder habe ich mir das nur eingebildet?“ Da nicht wenige Menschen eine solche Erfahrung für unmöglich halten – „tot ist schließlich tot“, so denken viele – kommen sie ganz schnell zu dem Schluss, dass sie sich diese Stimme wahrscheinlich nur eingebildet haben. So werden viele Erfahrungen mit der Geistigen Welt allzu leicht als Einbildung abgetan und als Produkt unserer Vorstellungskraft betrachtet.

Wenn wir die spirituellen Erfahrungen, die manche Menschen machen, zerreden oder intellektuell abtun, ignorieren wir, was Michael beabsichtigt. Schließlich will er durch diese Erfahrungen unser Bewusstsein für die Geistige Welt wieder schärfen. Er will unser Bewusstsein für die Engel wecken, die aus jener Welt liebevoll mit uns verbunden sind. Er will uns auch bewusst machen, dass die Liebe niemals stirbt, sondern uns weiterhin verbindet, selbst dann, wenn unser geliebter Mitmensch sein irdisches Gewand abgelegt und in die Geistige Welt hinübergegangen ist. Schließlich stirbt die Liebe niemals, sondern lebt für immer und ewig.

Natürlich müssen wir uns davor hüten, dass eine überbordende Phantasie oder eine übersteigerte Vorstellungskraft mit uns durchgeht, die uns glauben lässt, wir sähen Dinge, die es gar nicht gibt. Die Verzückung, eine phantasievolle Darstellung von spirituellen Erfahrungen, ist die andere Gefahr, die uns bedroht.

Im Übrigen ist das, was Michael von uns verlangt, keine Kleinigkeit; denn wenn wir die Erfahrungen mit der Geistigen Welt, die manche Menschen in unserer heutigen Zeit machen, ernst nehmen, verändert sich das Bild, das wir vom Menschen – und damit von uns selbst – haben, gründlich. Dann kommen wir nicht umhin zu erkennen, dass wir eigentlich geistige Wesen sind, die zeitweise auf der Erde leben und nach ihrem Tod wieder in die

Geistige Welt zurückkehren. Wir kommen nicht umhin zu erkennen, dass eine solche Erkenntnis nichts mit Glauben zu tun hat, sondern auf Tatsachen beruht, die in der heutigen Zeit nachvollziehbar sind.

Eine neue Ära ist angebrochen

Auch aus einer anderen Perspektive wird deutlich, dass wir in einem neuen Zeitalter leben, in dem wir eine wachsende Verbindung mit der Geistigen Welt erfahren. Wenn wir uns nämlich anschauen, was die großen Eingeweihten über das gegenwärtige Zeitalter sagen, dann erkennen wir, dass nach ihren Erkenntnissen im Jahr 1899 das *Kali Yuga*, oder auch das „Dunkle oder Eiserne Zeitalter" genannt, das 5.000 Jahre währte, zu Ende ging. Gleichzeitig begann in jenem Jahr eine neue Ära, in welcher sich nach Ansicht der großen Eingeweihten ganz langsam und allmählich der Schleier lüften wird, der jahrhundertelang die irdische Welt von der Geistigen Welt abgeschirmt hat. Darüber hinaus wussten die Eingeweihten von früher auch, wie es möglich werden würde, dass wir in der gegenwärtigen Zeit spirituelle Erfahrungen machen können, wie etwa Nahtod-Erlebnisse, Engel-Erfahrungen und Begegnungen mit Verstorbenen. Wenn ich das so formuliere, wie Rudolf Steiner es erklärt hat, komme ich zu folgendem Schluss: „Das wird möglich werden, weil unser Ätherleib in dieser neuen Zeit ganz allmählich wieder geschmeidiger und beweglicher werden wird."

Übrigens besteht unser Ätherleib aus den Lebenskräften, die unseren physischen Körper am Leben erhalten und ständig durch unseren Körper fließen. Diese Lebenskräfte oder Ätherkräfte nehmen die Form unseres Körpers an und werden daher auch „Ätherleib" genannt. Wenn man den Unterschied zwischen einem Toten und einem Menschen im Tiefschlaf oder Koma betrachtet, kann man sich dieses Ätherleibs bewusst werden. An einem schlafenden oder komatösen Menschen kann man sehen, dass Kräfte am Werk sind, die den physischen Körper am Leben erhalten: Die Ätherkräfte beziehungsweise unsere Lebenskräfte. Wenn ein Mensch stirbt, verlassen diese Kräfte – und damit der Ätherleib – den Sterbenden und er ist tot. Es ist sehr wichtig, dass wir uns dieses Ätherleibes bewusst werden. Viele esoterische Geheimnisse werden erst verständlich, wenn wir diesen Ätherleib und seine Funktionsweise verstehen. (Siehe auch Anhang 2 – Erläuterungen zum Aufbau des Menschen).

Da der Ätherleib in unserem neuen Zeitalter allmählich wieder etwas lockerer und beweglicher wird, wird eine Verbindung mit der Geistigen Welt möglich. Deshalb, weil der Ätherleib nicht mehr nur mit dem physischen Leib verbunden ist, sondern jetzt auch mit der ätherischen Welt in Kontakt treten und sich mit ihr verbinden kann. Wir werden in den folgenden Kapiteln sehen, wie dieses Thema immer wieder auftaucht, nämlich die Feststellung, dass der Ätherleib sich allmählich immer mehr vom physischen Leib löst und sich dadurch immer leichter mit der Geistigen Welt verbinden, und Impulse von dort aufnehmen kann.

Übrigens: Die Erfahrungen, die ich oben beschrieben habe (Nahtod-Erfahrungen, die Wahrnehmung von Engeln, Botschaften von Verstorbenen) sind nur der allererste Schritt zu einer wachsenden Verbindung, in die wir Menschen mit der Geistigen Welt eingehen werden. In den folgenden Kapiteln wird deutlich werden, dass die Verbindung mit der Geistigen Welt immer stärker wird – jedoch nur für diejenigen, die sich dafür öffnen. Aus diesem Grund ist es so wichtig, dass wir gleich von Beginn dieser neuen Ära an imstande sind, unsere spirituellen Erfahrungen – unsere hellseherischen Erfahrungen – in die richtige Perspektive zu rücken und zu verstehen.

Eine weitreichende Entscheidung

Die Ankunft des ätherischen Christus

Mit der wachsenden Verbindung zur Geistigen Welt wird es immer mehr Menschen möglich sein, zusätzlich zu den oben genannten Erfahrungen auch den ätherischen Christus sehen zu dürfen. Für viele wird dies eine großartige und lebensentscheidende Erfahrung sein – eine Erfahrung, die sie nur ganz sporadisch machen werden. Das begann übrigens bereits in den 1930er Jahren. Damals passierte es den ersten Menschen, dass ihnen plötzlich der ätherische Christus erschien. Die allerersten Berichte über eine solche Erscheinung kamen aus den Konzentrationslagern des Zweiten Weltkriegs und den japanischen Gefangenenlagern in Indonesien.

Wen haben die Häftlinge in diesen Lagern denn nun eigentlich wirklich wahrgenommen? Sie nannten ihn manchmal *Jesus*, manchmal *Christus* und manchmal auch *Jesus Christus*. Wer er ist, können wir so beschreiben: Der Christus ist das göttliche Wesen der allerhöchsten, wahrhaftigen Liebe, das sich vor zweitausend Jahren bei der Taufe im Jordan in dem Menschen Jesus von Nazareth verkörperte und allmählich mit ihm eins wurde. Er ist es, der den Menschen in unserer heutigen Zeit immer öfter erscheint.

Bei den heutigen Christus-Erscheinungen sprechen wir vom „ätherischen Christus", weil er sich diesmal nicht in einen physischen

Körper hüllt wie vor 2000 Jahren, als er sich in dem Menschen Jesus inkarnierte. Diesmal hüllt er sich in einen Ätherleib und wird daher als „ätherischer Christus“ bezeichnet. Dieser Ätherleib besteht aus geistigen Kräften, die zur ätherischen Welt, der Welt der Lebenskräfte, gehören. Diese Welt liegt wie eine Hülle oder ein Band um die Erde und reicht von der Erde bis zu der Bahn, die der Mond um die Erde zieht. Die ätherische Welt kann als eine Übergangswelt betrachtet werden: Sie verbindet die irdische Welt, die Welt der Materie, mit der Geistigen Welt.

Wenn ein Mensch hellsichtig wird, ist die erste geistige oder feinstoffliche Welt, die er ab und zu flüchtig wahrzunehmen beginnt, die ätherische Welt. Die höheren geistigen Welten sind ihm meist noch verborgen. Daher stieg der Christus in die ätherische Welt hinab, um den Menschen von dort aus erscheinen zu können.

Die Wiederkunft Christi

Im Laufe der Jahrhunderte hat man in den Kirchen mehrfach von der Wiederkunft Christi gesprochen. Jahrhundertelang war dies die hoffnungsvolle Zukunftsaussicht, die den Menschen in schwierigen Zeiten Mut machte. Sie glaubten jedoch, dass der Christus als Mensch in einem physischen Körper zurückkehren würde. Dies lag daran, weil sowohl Theologen als auch Laien gleichermaßen keinerlei Kenntnisse über die ätherische Welt hatten – und daher auch nicht verstanden, wie die Bibel auf subtile Weise von dieser Welt erzählt.[11]

Im letzten Jahrhundert gab der Gedanke an die Wiederkunft Christi den Menschen keinen Mut und keine Kraft mehr – sie konnten nicht mehr daran glauben. Das lag auch daran, dass sie ihre Denkfähigkeit immer mehr entwickelten und deshalb intellektuell verstehen wollten, was sie glaubten. Die Wiederkehr Christi auf die Erde blieb für sie rätselhaft und unverständlich und wurde deshalb unglaubwürdig.

Diejenigen, die heute eine Erscheinung des ätherischen Christus erleben dürfen, werden durch diese Erfahrung fast immer zu anderen Menschen: Sie erleben sich von diesem Moment an als Wissende. Sie wissen, dass es eine Geistige Welt gibt. Sie wissen, dass der Christus uns von dort aus führt und unterstützt. Dabei, so sagen die meisten von ihnen, ist der Christus, den sie gesehen haben, so viel mächtiger, größer und liebevoller als das Bild, das sie vor seiner Erscheinung von ihm hatten. Manchmal hatten sie auch überhaupt keine Vorstellung von ihm, weil sie nicht kirchlich erzogen worden waren. Als sie jedoch den Christus sahen, veränderte sich ihr gesamtes Leben. Sie wussten sofort mit tiefer innerer Gewissheit, wer er war, und wurden durch diese Erfahrung zu Wissenden. Unter den Menschen, welchen dies widerfuhr, waren auch Menschen, die keine Christen waren, zum Beispiel Muslime: Auch sie wussten sofort mit tiefer innerer Gewissheit, wer er war.

Der Christus wird uns erhöhen

In den nächsten 3000 Jahren wird sich der Christus den Menschen immer öfter aus der ätherischen Welt heraus zu erkennen geben. Gleichzeitig werden auch Gegenkräfte aktiv werden, die den Menschen suggerieren wollen, dass ihre Erfahrungen mit dem ätherischen Christus nichts als bloße Halluzinationen und daher keine Realität, sondern reine Einbildung sind.

Daher wird es in den kommenden Jahrhunderten einen erbitterten Kampf geben – einen Kampf zwischen Menschen, die Wissende sind, auf der einen Seite, und Menschen, die von einer geistigen Welt nichts wissen wollen und deshalb von Halluzinationen und Phantasien sprechen, auf der anderen Seite.

In 3000 Jahren wird der Christus von der ätherischen Welt in die Astralwelt aufsteigen. Das ist die Geistige Welt, die über der ätherischen Welt steht, und durch die jeder Mensch nach seinem Tod auf seinem Weg ins Devachan, in die höhere Lichtwelt, reist (mehr dazu in meinem Buch: „Der Weg ins Jenseits")[12] Dann wird der Christus den Menschen aus der Astralwelt erscheinen und sie mit jener Welt verbinden. Das bedeutet, dass sie diese Welt immer wieder kurz aufblitzen sehen werden. Sie werden den astralen Christus erblicken und zu noch höheren Einsichten gelangen.

Der Aufenthalt des astralen Christus in der Astralwelt wird ebenfalls 3000 Jahre dauern. Danach wird der Christus ins Devachan aufsteigen und den Menschen von dort aus erscheinen. Daher werden die Menschen sich in Zukunft dieser Welt, der höheren Lichtwelt, bewusst werden und diese kennenlernen.

So wird der Christus die Menschen immer wieder in eine noch höhere geistige Welt hinaufziehen. Dies ist auch die tiefe Bedeutung eines rätselhaften Ausspruchs Christi, den Johannes in seinem Evangelium aufgezeichnet hat: „Und ich, wenn ich erhöht werde von der Erde, so will ich sie alle zu mir ziehen."[13]

So können wir auch an dieser Entwicklung ablesen, dass unsere Zeit eine ganz besondere Zeit ist, in der die Anfänge neuer Entwicklungen auf dem geistigen Gebiet sichtbar werden – Entwicklungen, die in den kommenden Jahrhunderten und Jahrtausenden immer deutlicher zutage treten werden. Je mehr wir uns dieser neuen Entwicklungen – und damit des neuen Zeitalters, das seit 1899 angebrochen ist – bewusst werden, desto reibungsloser wird dieser Übergang in ein neues Zeitalter verlaufen.

Der kleine Hüter der Schwelle

Es ist wirklich eine ganz neue Ära, die 1899 begann und noch Tausende von Jahren andauern wird. Jahre, in welchen Menschen, die dafür offen sind, eine immer stärkere Verbindung mit der Geistigen Welt entwickeln werden, aber auch Jahre, in welchen Kräfte aktiv werden, die die Menschen von dieser Verbindung abhalten wollen. Letzteres wird jedoch erhebliche Folgen haben; denn, wenn die neuen, immer weiter zunehmenden hellsichtigen Erfahrungen verdrängt und verleugnet werden, werden sie sich auch, in Schwarze Magie umgewandelt, auf die Menschen negativ auswirken.

Das ist also die Entscheidung, vor der die Menschheit im Grunde jetzt schon steht und mit welcher sie in Zukunft immer stärker konfrontiert werden wird: Entweder sie wird sich der Geistigen Welt bewusst, oder sie wird mehr und mehr von schwarzmagischen Kräften durchdrungen werden.

Rudolf Steiner berichtet, dass jeder Mensch, sobald er in eine neue Lebensphase eintritt, „dem kleinen Hüter der Schwelle“ begegnen wird. Doch auch die Menschheit als Ganzes wird beim Übergang in eine neue Ära mit dem „kleinen Hüter der Schwelle“ konfrontiert werden. Was ist damit gemeint?

Der Mensch muss für diese neue Ära oder neue Lebensphase bereit sein. Wenn in der alten, vergangenen Lebensphase oder in der vergangenen Ära noch alte Lebenslektionen übrig sind, die nicht gelernt wurden, dann werden diese vernachlässigten Lebenslektionen zu dunklen Kräften, die versuchen werden, den Menschen davon abzuhalten, tatsächlich in diese neue Lebensphase oder in die neue Ära einzutreten. Mit anderen Worten: Diese dunklen Kräfte – beziehungsweise die vernachlässigten Lebenslektionen – werden den Menschen davon abhalten, frei und unvoreingenommen in diese neue Lebensphase oder dieses neue Zeitalter – und damit in die neuen Entwicklungsprozesse, die dieses Zeitalter, beziehungsweise diese neue Phase, mit sich bringt – einzutreten.

Ein Beispiel dafür ist die Midlife-Crisis, die jeder Mensch nach seinem 40. Lebensjahr durchläuft. Je mehr aufgeschobene Hausaufgaben – geistig gesehen – liegen geblieben sind, desto schwieriger wird dieser Übergang. Wenn man dann beispielsweise noch nicht gelernt hat, auf eigenen Beinen zu stehen oder für die eigene Meinung einzustehen, wird man in diesem neuen Lebensabschnitt auf allerhand Probleme stoßen. Man wird dann im Leben mit allen möglichen Situationen konfrontiert, wodurch man gewissermaßen dazu gezwungen wird, diese Unabhängigkeit und dieses unabhängige Denken zu erlangen. Man kann diese Situationen getrost als handfeste Lebenslektionen bezeichnen.

Umgekehrt gilt auch, dass diejenigen, die in der Midlife-Crisis die Lektionen, die ihnen bis dato vorgelegt wurden, tatsächlich auch gelernt haben, diesen Übergang relativ leicht bewältigen. So ist es auch, wenn die Menschheit als Ganzes in ein neues Zeitalter eintritt: Wie reibungslos dieser Übergang vonstattengehen wird, hängt davon ab, ob die Menschheit die Lehren aus dem vorherigen Zeitalter gezogen hat oder nicht.

Das Gleiche gilt auch für den großen Übergang, der mit dem Tod eintritt. Der Tod wird auch für einen Menschen, der stirbt, schwerer sein, wenn er seine irdischen Lektionen nicht (oder nicht vollständig) gelernt und somit nicht Weisheit, Hingabe und Vertrauen erworben hat. Wer dagegen seine Lebenslektionen sehr wohl gelernt hat, wird das Portal des Todes viel leichter durchschreiten als jemand, der sie nicht gelernt hat.

Der Doppelgänger oder unser Schatten

Wir sehen also, dass sowohl beim Übergang in eine neue Ära als auch beim Übergang in eine neue Lebensphase dunkle Kräfte (die bis dahin verborgen waren) aus unserem Inneren aufsteigen und beginnen, uns zu kontrollieren. Beim Individuum sind dies – nur um ein Beispiel zu nennen – unbewusste Ängste, noch nicht überwundener Egoismus und unterdrückte Wut. Diese verdrängten Gefühle und Impulse werden von Rudolf Steiner als „unser Doppelgänger" bezeichnet, vergleichbar mit dem, was C. G. Jung „unseren Schatten" nennt.[14]

In Bezug auf die Menschheit als Ganzes bedeutet dies einen einseitigen, oberflächlichen Materialismus (Materialismus an sich ist nichts Falsches!), einen spröden Rationalismus (der mehr in Statistiken denkt, als menschliche Gesichter vor sich zu sehen) und das Vergessen, wer wir eigentlich sind: Menschen, die aus einem Körper, einer Seele und einem Geist bestehen.

In der neuen Ära müssen wir immer noch diese negativen Kräfte überwinden – oder die Lektionen meistern, die wir in der Ära vor 1899 noch nicht gelernt hatten. Weil uns das bisher nicht ausreichend gelungen ist, sind diese dunklen Kräfte in der heutigen Zeit umso deutlicher zu spüren und müssen jetzt noch nachträglich überwunden werden.

Mit anderen Worten: Da wir jetzt am Beginn einer neuen Ära leben, werden die *Doppelgänger*, die vergessenen Lebenslektionen aus dem vorangegangenen Zeitalter, in dieser neuen Ära immer deutlicher ans Licht kommen. Ein Beispiel für solche Lektionen ist die zunehmende sinnlose Gewalt. Sie ist heutzutage so allgegenwärtig, dass viele diese Gewalt als „normal" ansehen und nicht einmal mehr merken, dass diese Formen von Gewalt relativ neu sind. Denken Sie auch an Ängste, Hartherzigkeit und Lügen anstelle der Wahrheit. Das alles kommt unverhüllt und stärker denn je zuvor ans Licht.

In Zukunft werden Psychiater, Psychologen und Therapeuten nicht verstehen, woher all diese dunklen Kräfte plötzlich kommen. Psychiatrische Einrichtungen werden überlastet sein, und die Therapeuten nicht mehr wissen, was sie tun sollen, um die geistige Gesundheit zu schützen.

Das wirft die Frage auf, wie wir unseren *Doppelgänger* und damit unsere Ängste, unsere Hartherzigkeit und unseren Egoismus bekämpfen können. Dies ist möglich, indem wir uns innerlich auf höhere Kräfte konzentrieren, die in unserer Seele leben. Das können wir tun, indem wir beispielsweise regelmäßig über das Leben nachdenken, das hinter uns liegt, und bei dieser Rückbetrachtung können wir erkennen, wie sehr uns im Laufe unseres Lebens geholfen wurde, durch Menschen, aber auch durch eine unsichtbare Führung und Hilfe aus der Geistigen Welt. Wo wir von Zufällen sprechen, war insgeheim oft die Geistige Welt am Werk. Sich dieser Hilfe bewusst zu werden und sie in Dankbarkeit zu würdigen, aktiviert höhere Kräfte des Vertrauens und der Hingabe in unserer Seele und reduziert dadurch unsere Angst.

Michael ebnet den Weg für den ätherischen Christus

Der Erzengel Michael ist derjenige, der den Abstieg des Christus in die ätherische Welt vorbereitet und ermöglicht hat. Im 19. Jahrhundert stieg er in die ätherische Welt hinab und trat in einen geistigen Kampf mit Ahriman, dem Geistwesen, das in der Bibel meist als Satan bezeichnet wird.[15] Dieser Kampf fand zwischen 1841 und 1879 statt. Bis dahin wirkte Ahriman hauptsächlich von der ätherischen Welt aus auf die Menschen auf der Erde ein und lenkte ihre Aufmerksamkeit immer mehr auf die irdische Welt – und damit auf die Materie. Ahriman verdanken wir somit also auch die gewaltige, eindrucksvolle Entwicklung auf dem Gebiet der Technik, wie sie in den vergangenen Jahrhunderten stattgefunden hat. In ähnlicher Weise verdanken wir ihm auch die Computerrevolution unserer Zeit.

Ahrimans Gaben haben jedoch auch eine Kehrseite. Denn mit seinen Inspirationen versucht er, uns immer mehr vergessen zu lassen, dass es auch noch eine Geistige Welt gibt. Seine Einseitigkeit macht ihn daher für uns gefährlich.

Der geistige Kampf zwischen Ahriman und Michael wurde schließlich 1879 von Michael gewonnen. Er verbannte Ahriman – und mit ihm alle ihm unterstellten Engel – auf die Erde. Seitdem wirken „die Geister der Finsternis", wie sie auch genannt werden, aus dem Herzen der Erde auf die Menschen ein und sind dabei inzwischen erfolgreicher denn je. In den reinen Raum, der in der ätherischen Welt nach dem Sturz Ahrimans und seiner Scharen entstanden ist, konnte der ätherische Christus herabsteigen. Seitdem steht er uns aus dieser Sphäre bei und erscheint uns.

Das bedeutet, dass wir teils bewusst, meist jedoch unbewusst, vor eine Entscheidung gestellt werden. Wir können uns entweder dem blanken Materialismus, dem spröden Rationalismus und der einseitigen Ausrichtung auf die Erde, die nichts mit dem Geist zu tun haben will, und damit der Lebenseinstellung, zu der Ahriman uns verführen will, hingeben. Oder wir können uns innerlich auf die Kräfte konzentrieren, mit welchen der ätherische Christus unsere Seelen erfüllen möchte, nämlich: Hingabe, Vertrauen und ein Denken aus dem Herzen heraus. In späteren Kapiteln werden wir sehen, wie künftige Generationen immer deutlicher vor diese Wahl gestellt werden.

Die Botschaft der Kinder der neuen Zeit an uns

Es braucht die Einsamkeit, damit wir uns unseres inneren Selbst bewusst werden

Im Kapitel „Die Regentschaft der Erzengel" habe ich bereits über unsere heutige Zeit geschrieben und beschrieben, was charakteristisch für unsere Zeit ist. Wir sind aufgefordert, uns der Geistigen Welt und wer wir wirklich sind, bewusst zu werden: Wesen, die aus der Geistigen Welt herabgekommen sind und wieder in die Geistige Welt zurückkehren werden, nachdem sie ihre Lektionen auf der Erde gelernt haben. Aber es gibt noch viel mehr über unseren Auftrag in der heutigen Zeit zu sagen.

Wenn wir die Ereignisse der jetzigen Zeit wirklich verstehen wollen, müssen wir unsere Aufmerksamkeit zunächst wieder auf den Erzengel Michael lenken. Schließlich ist er der Regent unserer Zeit, und viele Entwicklungen, die wir heute wahrnehmen und erleben, gehen auf seine Inspirationen zurück. Man kann alles, was aktuell geschieht, nur dann wirklich verstehen, wenn man Einblick in das gewinnt, was Michael im Verborgenen tut und bewirkt – er selbst bleibt ja verborgen. Ich möchte dies an einem einzigen Beispiel verdeutlichen, an der zunehmenden Einsamkeit.

Wir leben in einer Zeit, in der sich eine digitale Revolution vollzieht. Das plötzliche Auftreten von Corona hat diese Entwicklung noch weiter beschleunigt.

Rückblickend können wir erkennen, wie das Aufkommen des Computers unser aller Leben verändert hat. Eine der Folgen ist, dass die Arbeit von zu Hause aus sehr populär geworden ist. Man trifft seine Kollegen oder andere Mitarbeiter nicht mehr jeden Tag, und viele Kontakte laufen über den Bildschirm oder das Mobiltelefon. Menschen, die sich bereits einsam fühlen, werden das als Folge dieser Entwicklungen noch stärker erleben.[16] Die zunehmende Einsamkeit – die oft als das prägende Merkmal unserer Zeit schlechthin genannt wird – ist also eine der Folgen der fortschreitenden Digitalisierung. Andererseits ist sie auch das Ergebnis der Inspirationen, die der große Erzengel Michael unmerklich in unsere Herzen legt. Schließlich möchte er, dass jeder Mensch den Weg nach innen geht und sich seiner eigenen inneren Welt bewusst wird. Nur so kann der Mensch sein Bewusstsein/seine Bewusstseinsseele entwickeln und sich infolgedessen bewusst werden, wer er eigentlich selbst, und wer der andere in seinem Innern wirklich ist.

Wer sich darum bemüht, wird etwas Besonderes erleben dürfen. Wer sein Bewusstsein entwickelt (also Einblick in sein eigenes Innerstes, in das des anderen und in das „Warum" aller Arten von Ereignissen nimmt), entfaltet dadurch eine neue Fähigkeit der Seele. Wir nennen diese neue Fähigkeit „unsere Bewusstseinsseele".

Diese Entwicklung ist wichtig. Wer seine Bewusstseinsseele entfaltet, verbindet sich allmählich immer mehr mit den Kräften seines höheren Ichs beziehungsweise mit den Kräften seines Geistes oder seines höheren Selbst. Es sind Kräfte der Hingabe und des Vertrauens, aber auch des wachsenden inneren Friedens und der Liebe zu Menschen, die anders sind als man selbst. Es sind diese Kräfte, die langsam und allmählich spürbar und bewusst werden, wenn wir in der Stille an uns selbst arbeiten und unsere Bewusstseinsseele entfalten. Für eine solche Entwicklung, wie Michael sie vorgesehen hat, ist eine gewisse Einsamkeit unabdingbar und sogar notwendig. Das ist also die tiefe Bedeutung des Gefühls der Einsamkeit, mit dem viele Menschen in unserer Zeit zu kämpfen haben.

Um diese Einsamkeit zu ermöglichen, arbeitet Michael auch mit Inspirationen, die uns dazu bringen, uns von uralten Gruppenbindungen zu lösen. So haben die Kirchen in kurzer Zeit einen Großteil ihrer Mitglieder verloren, die Gewerkschaften ebenfalls, und immer mehr Ehen und Familien gehen in die Brüche. Der Mensch löst sich allmählich aus den Gruppenbindungen und wird mehr und mehr auf sich selbst gestellt.

Die Entscheidung, vor der jetzt jeder steht

Unbemerkt – denn viele sind sich dessen nicht bewusst – stehen wir dank dieser Entwicklungen vor einer wichtigen Entscheidung. Wir werden, wie wir gesehen haben, mehr und mehr auf uns selbst zurückgeworfen, da sich alle Arten von bis vor Kurzem so selbstverständlichen Zusammenschlüssen (wie Gewerkschaften, Familien und Kirchen) auflösen. Folglich steht jeder Mensch früher oder später vor der Aufgabe, sich zu entscheiden, wie er mit der Einsamkeit umgehen will. Wird er wütend, enttäuscht und verbittert werden? Wird er innerlich verhärten und sich dadurch in seinen Ego-Kräften verstricken? Je mehr er verhärtet, desto stärker wird sein Ego, und desto mehr wird er von den höheren Kräften seines höheren Selbst abgekoppelt. Wird er die Einsamkeit vielleicht annehmen und sich der Herausforderung stellen, die diese mit sich bringt, nämlich, den Weg nach innen zu gehen und sich seiner selbst bewusst zu werden? Heute ist oft die Rede von zunehmender Hartherzigkeit, wachsender Aggression, beispielsweise im Straßenverkehr und einer immer mehr überhandnehmenden Verrohung der Sitten. Das hat alles mit der oben genannten Entscheidung zu tun. Da sich viele dieser Entscheidung nicht bewusst sind, erkennen sie auch nicht, dass der Mensch sich nun aktiv dafür einsetzen muss, den Weg nach innen zu gehen und sein Bewusstsein/seine Bewusstseinsseele zu entwickeln.

Wird diese Entscheidung nicht getroffen, bleiben viele auf der Ebene der Ego-Kräfte stecken, die sich dann zusehends zu egoistischen, dunklen Kräften entwickeln – ganz einfach deshalb, weil die frühere Einbettung dieser Kräfte in den Rahmen von Kirchen, Gewerkschaften und anderen tragenden Gemeinschaften wegfällt. Dank dieser Einbettung waren unsere Ego-Kräfte früher automatisch auf höhere Werte ausgerichtet: Auf gegenseitige Fürsorge, Solidarität und Nächstenliebe. Jetzt, da diese Verankerung entfällt, muss sich der Mensch von sich aus auf diese höheren Werte besinnen. Dies ist nur möglich, wenn er sein Bewusstsein/seine Bewusstseinsseele entfaltet, wodurch diese höheren Werte dann von unserem höheren Selbst oder höheren Ich in unsere Seele einfließen können.

So gesehen ist jeder Mensch aufgerufen, die Verantwortung für die eigene Seele und seine eigene innere Entwicklung zu übernehmen. Das ist die große und grundlegende Entscheidung, vor die jeder in diesen Zeiten gestellt wird.

Brüderlichkeit, Schwesternschaft oder Menschlichkeit

Indem er die Menschen aus ihrem früher tragenden Umfeld (wie Kirchen und Gewerkschaften) herauslöst, strebt Michael noch etwas anderes an. Er möchte, dass die Menschen aus ihren verschiedenen Rollen heraustreten und lernen, sich miteinander zu verbinden, ganz gleich, wie unterschiedlich sie auch sein mögen. Nur so können die Menschen auf lange Sicht zu einer Menschheit werden, die vielfältig und zugleich friedlich ist, ohne Konflikte und Streitigkeiten. Aus diesem Grund möchte Michael darauf hinarbeiten, dass wir uns nicht mehr mit einer bestimmten Religion, Kultur oder einem bestimmten Volk identifizieren, sondern lernen, uns mit der ganzen Menschheit eins zu fühlen. „Brüderlichkeit, Schwesternschaft oder Menschlichkeit" ist sein Beweggrund.

Um diese Menschlichkeit zu ermöglichen, führen die Impulse, die Michael in unsere Seelen hineingibt, dazu, dass alle möglichen Kulturen und Religionen wie in einem Schmelztiegel vereint werden. Infolgedessen ist es heutzutage möglich, dass Sie muslimische Nachbarn, einen afghanischen Schwiegersohn oder Kinder haben, die in andere Länder auswandern. Michael ist der große Transformator – und das ist der Grund dafür, weshalb es in unserer Zeit so viel Chaos und Verwirrung gibt. Es ist wichtig, dies zu erkennen, denn dann bekommen das Chaos und die Verwirrung eine tiefere Bedeutung: Wenn wir das durchstehen, gelingt uns ein wichtiger Schritt in unserer Menschwerdung.

Manche Mitmenschen möchten, dass alles so bleibt, wie es war, und dass zum Beispiel bestimmte Länder und Regionen den ursprünglichen Bewohnern dieser Gebiete vorbehalten bleiben. Es wird ihnen nicht gelingen: Man kann den Fortschritt im Leben nicht aufhalten, ebenso wenig, wie man einen Fluss zum Stillstand zwingen kann. Im Gegenteil: Unsere Aufgabe ist es, bewusst und einfühlsam mit dem Fluss des Lebens zu schwimmen. Diese Erkenntnis macht deutlich, dass es Michael ist, der in diesen Zeiten die Mauern um alle möglichen Rollen und Gruppen niederreißt und die Menschheit durcheinanderwirbelt. Nur dann kann die Menschheit, bedingt durch Verwirrung und Unverständnis, zu der einen Menschheit heranwachsen, wie sie dem Plan nach eines Tages werden soll und wird.

Nationen, Kulturen und Religionen – sie alle werden zunehmend an Macht und Bedeutung verlieren. An ihrer Stelle wird der Mensch zu einem Weltenbürger werden. Seine Religion wird aus Einsicht, individueller Weisheit und einer persönlichen, lebendigen Verbindung mit der Geistigen Welt bestehen.

Der Wunsch nach Authentizität

Ein weiterer wichtiger Impuls, den Michael derzeit einer stetig wachsenden Schar von Menschen mit auf den Weg gibt, die gegenwärtig auf die Erde kommen, um eine neue Inkarnation zu beginnen, ist der Wunsch nach Echtheit oder Authentizität. Das heißt, Michael gibt mehr und mehr Menschen auf ihrem Weg zur Erde den Wunsch mit, das Herz des anderen zu erreichen.

Wo immer Menschen mit einem solchen inneren Impuls geboren werden, dulden sie es nicht, bei anderen gegen Mauern anzulaufen, anstelle deren Herz zu spüren. Sie geben sich nicht mit Antworten zufrieden, die lediglich aus dem Verstand und nicht aus dem Herzen kommen. Sie dulden es nicht, dass man sich an Höflichkeitsfloskeln halten muss, die wichtiger zu sein scheinen als das, was das Herz des Gegenübers wirklich bewegt. Sie ertragen es nicht, dass sich der andere aus Angst hinter gesellschaftlichen Anstandsregeln versteckt. Sie ertragen es nicht, dass sich der andere, aus welchen Gründen auch immer, innerlich verschlossen hat, seien es schmerzhafte Kindheitserfahrungen oder anderes. Sie werden immer wieder versuchen, diese Mauern zu durchbrechen, um das Herz der anderen Person erreichen zu können. Das macht deutlich, worauf Michael abzielt: Er verlangt von uns Echtheit und Authentizität. Er verlangt von uns den Mut, verletzlich zu sein. Richten Sie Ihren Blick also nach innen und werden Sie sich der Mauern bewusst, die Sie um sich herum aufgebaut haben, und haben Sie dann den Mut, diese Mauern fallen zu lassen und sie Stein für Stein abzutragen.

Natürlich gibt es Gegenkräfte, die die Michaelischen Entwicklungen stören und konterkarieren wollen, wie beispielsweise diesen Wunsch nach Authentizität. Die wichtigste dieser Gegenkräfte ist zurzeit Ahriman. In vielerlei Hinsicht versucht er, Michael entgegenzuwirken. Er tut dies gegenwärtig vorrangig dadurch, indem er unser Interesse auf alle möglichen anderen Dinge lenkt, zum Beispiel auf Corona, und nicht auf die Impulse, die Michael uns mit auf den Weg gibt. Das gelingt ihm tatsächlich, er arbeitet auch gegen Michael, indem er das Lebenstempo in die Höhe schraubt. Ein hektisches, oberflächliches Lebenstempo hält den Menschen vom Nachdenken und damit von der Entwicklung seines Bewusstseins/seiner Bewusstseinsseele und von seiner Selbsterkenntnis ab. In diesen Zeiten muss alles immer schneller und schneller gehen.

Junge Menschen voller Leidenschaft

Bezeichnenderweise hat sich in unserer heutigen Zeit ein neues Phänomen herauskristallisiert: Die New-Age-Kinder. Dazu gehören zum Beispiel die vielen Kinder, die mit ADHS oder ADS abgestempelt wurden, auch Kinder, die autistisch sind. Was ist da los, und warum erleben wir dieses neue Phänomen aktuell?

Wenn wir uns aufmerksam umschauen, erkennen wir, dass immer mehr besondere Kinder geboren werden – Kinder mit einer ausgesprochen hohen Intelligenz und Leidenschaft. Nehmen wir zum Beispiel den Niederländer Boyan Slat, der 1994 geboren wurde und sich seit seinem 16. Lebensjahr für die Beseitigung der *Plastiksuppe* in den Ozeanen engagiert. Oder denken wir an Christina von Dreien, die junge Schweizerin, die 2001 geboren wurde und neben einer Vielzahl von übersinnlichen Gaben auch ein stark erweitertes Bewusstsein besitzt. Sie will uns die Kraft unseres Bewusstseins zugänglich machen, und sie möchte uns zeigen, wozu wir durch die Kraft der bedingungslosen Liebe fähig sind.

Ein weiteres gutes Beispiel ist die schwedische Teenagerin und Klimaaktivistin Greta Thunberg, die 2003 geboren wurde und bereits im Alter von sechzehn Jahren vor den Vereinten Nationen sprach.

Wenn man sich mit diesen außergewöhnlichen jungen Menschen beschäftigt, stellt sich natürlich die Frage, woher diese Motivation, diese auffallende Intelligenz und das unabhängige Denken dieser so jungen Menschen eigentlich kommen. Generell kann man sagen, dass immer mehr Menschen mit einer ausgeprägteren Intelligenz und mit einer größerer Herzenskraft als bisher auf die Erde kommen.

Dies ist einerseits das Ergebnis von Entwicklung und Evolution, aber auch Michaels Inspirationen auf der anderen Seite. Es stellt sich die Frage, wie wir diese gesteigerte Intelligenz nutzen werden: Werden wir sie für ein weiteres Wachstum des materialistischen Denkens, für eine fortgesetzte kapitalistische Entwicklung einsetzen, und damit diese neuen Fähigkeiten in den Dienst des Ego-Denkens stellen, oder werden wir imstande sein, diese neuen

Fähigkeiten in den Dienst Michaels zu stellen? Junge Menschen wie Greta Thunberg, Boyan Slat und Christina von Dreien zeigen uns, wie man Letzteres tun kann und tun muss.

Diese jungen Menschen sind jedoch nicht die einzigen, die mit höherer Sensibilität, gesteigerter Intelligenz und starker Motivation auf die Erde gekommen sind. Es gibt noch viel mehr dieser jungen Menschen, doch sie bleiben oft in ihrer Jugend in der gegenwärtigen Lebenswelt auf der Erde stecken und werden deshalb mit narkotischen Medikamenten wie Ritalin ruhig gestellt. Diese Drogen betäuben sie, schwächen ihre Antriebskraft und halten sie so davon ab, auf der Erde aktiv zu werden. Sie wären wahrscheinlich sehr wohl dazu imstande, wenn sie in ihren jungen Jahren in einer ruhigen, gelassenen und entspannten Atmosphäre leben könnten, ihre Sensibilität, ihre übersinnlichen Fähigkeiten und ihre emotionale Intelligenz respektiert würden. Leider ist dies oft nicht der Fall. Daher können sich diese Kinder nicht wie vorgesehen entwickeln, entwickeln sich anders und werden mit dem Etikett ADHS abgestempelt. Das zeigt, dass mit der gegenwärtigen Lebenssituation auf der Erde etwas gründlich schiefläuft – und das vor allem im Westen.

Vielleicht könnte einmal eine Staatskommission weiser Männer und Frauen gebildet werden, die die Regierung darüber beraten kann, wie man die negative Lebenswelt unserer Zeit in ein Umfeld verwandeln kann, in dem alle Kinder sie selbst sein können und kein Ritalin mehr benötigen.

Autismus wird durch Hochsensibilität verursacht

Henry Markram, ein bekannter Hirnforscher, hatte einen autistischen Sohn. Als dieser heranwuchs, wurde ihm schmerzlich bewusst, wie wenig er seinem Sohn helfen konnte, trotz all seiner wissenschaftlichen Kenntnisse. Also beschäftigte er sich mit der Frage, was Autismus denn eigentlich ist. Dabei kam er zu Schlussfolgerungen, die der vorherrschenden wissenschaftlichen Meinung widersprachen.[17] Nach gängiger wissenschaftlicher Lehrmeinung fehlt autistischen Kindern (und Erwachsenen) die Fähigkeit zu sozialen Kontakten. Sie pflegen feste Rituale, scheinen keine Empathie zu haben und sehnen sich auch nicht nach Nähe zu anderen Menschen. Henry erkannte, dass sein Sohn Kai den Kontakt zu anderen sehr wohl suchte, wenn auch auf eine Weise, die oft auf Unverständnis stieß.

Als Wissenschaftler hat Markram daraufhin weitere Forschungen angestellt, um herauszufinden, was seinem Sohn denn nun eigentlich fehlte. Denn wenn er es wusste, konnte er ihm wahrscheinlich besser helfen. Schließlich kam er zu der erstaunlichen Entdeckung, dass Autisten Menschen sind, die über eine erhöhte Sensibilität verfügen. Es mangelt ihnen also nicht an Aufmerksamkeit für andere, sondern sie haben vielmehr eine erhöhte Wahrnehmung und Empfindsamkeit für das, was von anderen ausgeht. Es ist eine Sensibilität, die bewirkt, dass sie viel mehr spüren und auffangen als „normale" Menschen. Für sie ist das Leben daher ein ständiges und irrsinniges Bombardement von Eindrücken. Ihre einzige Schutzmaßnahme besteht darin, sich so weit wie möglich abzugrenzen und in sich selbst zu verschließen. Sie entwickeln feste Rituale, um sich in einer Welt, die sie ständig zu überwältigen droht, aufrecht zu halten. Die Menschen in ihrem Umfeld erkennen nicht, wie viel sie sehr wohl aufnehmen und wie viel sie somit auch in andere Menschen hineinschauen können, und bezeichnen sie fälschlicherweise als „asozial“. Für Henry Markram war dies eine schockierende Entdeckung, die allen damals herrschenden Erkenntnissen widersprach. Als er sich der Frage widmete, wie er seinem Sohn am besten helfen konnte, machte er eine weitere Entdeckung. Er erkannte, wie sehr er selbst eigentlich seinem Sohn glich. In allen möglichen Charaktereigenschaften sah er sich in seinem Sohn gespiegelt. Warum war er selbst also nicht autistisch geworden, sein Sohn jedoch schon?

Der Grund war, sein Sohn war in Deutschland und in Israel aufgewachsen und dabei dem geschäftigen Leben der westlichen Welt ausgesetzt. Henry selbst hingegen war in der Kalahari aufgewachsen, einer Halbwüste im südlichen Afrika und dem am dünnsten besiedelten Gebiet der Erde. In dieser ländlichen Gegend verlief das Leben noch ruhig, ohne Stress, ohne Eile und ohne jeglichen sonstigen Druck. Es war eine Atmosphäre, in der jeder er selbst sein konnte. Jeder war und ist dort so respektiert, wie er ist und sich verhält. Aufgrund dieser ausgeglichenen Atmosphäre, in der er ganz er selbst sein konnte, hatte er sich nicht zu einem Autisten entwickelt. Sein Sohn, der in der heutigen hektischen westlichen Kultur aufgewachsen war, jedoch schon. Es lag also nicht an seinem Sohn, wie Markram feststellte, sondern an der Kultur, in der er lebte!

Fazit

Diese bemerkenswerte Studie von Henry Markram regt uns zum Nachdenken an. Wollen wir in der westlichen Kultur so weitermachen wie bisher? In einer Art und Weise, in der sensible Kinder medizinisch behandelt werden, anstatt sie mit ihren besonderen Gaben zu befähigen, der Menschheit zu dienen und sie voranzubringen? Wenn wir das nicht berücksichtigen, müssen wir unsere Normen und Werte, unseren Lebensstil und unsere Lebensziele einer kritischen Prüfung unterziehen. Genau das ist die Reflexion, die Michael anstrebt, die Ahriman aber mit aller Macht verhindern will.

Die Dualität des Bösen

Die Konfrontation mit dem Bösen

Wir haben im Kapitel „Eine Entwicklung von schwindelerregendem Ausmaß“ gesehen, dass wir jetzt in der fünften post-atlantischen Kulturepoche leben, die 1413 begonnen hat und im Jahr 3573 enden wird. Außerdem haben wir erfahren, dass der Mensch ein Wesen ist, das sich im Entwicklungsprozess befindet, und dass er in jeder Kulturepoche etwas Neues lernen und eine neue Fähigkeit erwerben wird.

In der vorangegangenen, der vierten Kulturepoche, die 747 v. Chr. begann und 1413 n. Chr. endete, musste der Mensch Einblick in die Geheimnisse von Leben und Tod gewinnen. Der Mensch erfuhr diese Geheimnisse durch Jesus, den so besonderen Menschen, in dem sich der Christus (-Geist) im Alter von dreißig Jahren inkarnierte, und der drei Jahre später verstarb. Seit seinem 30. Lebensjahr durchlebte Jesus also diesen großen Prozess der Transformation und Umwandlung durch den Christus, der ihn dem Christus immer ähnlicher machen sollte. Bei seinem Tod war er schließlich mit jeder Faser seines Körpers und mit seiner ganzen Seele zur Manifestation des Christus auf Erden geworden.

Deshalb konnte ihn der Tod nicht bezwingen, und er ist mit einem neuen, vergeistigten Körper von den Toten auferstanden. So konnten wir durch Jesus Christus die großen Geheimnisse kennenlernen, die mit Geburt und Tod verbunden sind.[18]

Jetzt, in der gegenwärtigen fünften Kulturepoche, müssen wir die Geheimnisse des Bösen kennenlernen und ergründen. Das ist wichtig, denn nur, wer das Böse kennt, wird verstehen, was das Gute ist. Indem wir uns mit dem Bösen auseinandersetzen, lernen wir das Gute zu schätzen und zu ergründen. Deshalb haben wir in dieser Kulturepoche die Aufgabe, uns des Bösen bewusst zu werden.

Luzifer und Ahriman

Der Bibel zufolge gibt es zwei besondere geistige Wesen, die einen großen Einfluss auf die Menschen ausüben. Es sind gefallene Engel – Engel, die in ihrer Entwicklung zurückgeblieben sind. Infolgedessen fielen sie aus dem großen Gefüge der perfekten Ordnung der Engelwelt heraus und wurden auf sich selbst zurückgeworfen. Sie fanden im Menschen ein neues Betätigungsfeld und eine neue Lebensaufgabe.

Seitdem begleiten sie den Menschen in seinem Wachstum und bei seiner Entwicklung und wirken nicht nur auf seine Seele, sondern auch auf seinen physischen Körper ein. Mit anderen Worten: Diese beiden geistigen Wesen wurden dem Menschen als Lehrmeister geschenkt, und dank ihrer Inspiration und ihres Einflusses konnte (und kann) sich der Mensch immer weiter entwickeln. In der Bibel werden die beiden gefallenen Engel als „der Teufel“ und „der Satan“ bezeichnet. Im esoterischen Christentum werden sie Luzifer und Ahriman genannt – das sind alte Namen, die schon in vorchristlicher Zeit bekannt waren. So war Ahriman bereits im alten Persien bekannt. Luzifer und Ahriman sind nicht allein, sie haben jeweils eine große Schar von Anhängern, die wie sie auch aus gefallenen Engeln bestehen: Luziferische und ahrimanische Engel.

Luzifer und Ahriman wollen dem Menschen bei seiner Entwicklung jeweils auf ihre eigene Weise helfen, auch wenn es eine einseitige Hilfe ist, die sie dem Menschen bieten – eine Hilfe, die ihre eigenen Interessen über die der Menschheit stellt.

Luzifer

Luzifer und seine Scharen leben in der Atmosphäre des Planeten Venus. Sein Bestreben ist es, den Menschen von der Erde zu lösen und ihn in sein eigenes geistiges Reich zu verführen. Dieser Bereich befindet sich nicht auf der Erde, sondern zwischen der Sinneswelt und der höheren geistigen Welt. Um dieses Ziel zu erreichen, muss Luzifer die Aufmerksamkeit der Menschen von der rein materiellen Welt abziehen und sie auf die Geistige Welt lenken. Er tut dies, indem er auf den Geist des Menschen – und damit auf seinen Verstand – einwirkt. Außerdem wirkt er auch auf den Astralleib des Menschen ein – und damit auf dessen Triebe und Emotionen.

Das größte Geschenk Luzifers an den Menschen ist das der Freiheit. In der Bibel wird dies in der Geschichte von der Schlange beschrieben, die Adam und Eva verführte und sie dazu brachte, ihren eigenen, von Gott getrennten Weg, zu wählen.[19] Obwohl sie sich dadurch von Gott und seiner Engelwelt entfremdet hatten, konnten sie von da an einen Weg gehen, der ihnen Schritt für Schritt mehr Freiheit bringen sollte. Diese Freiheit ist für den modernen

Menschen unverzichtbar; denn nur so kann er den Weg nach innen gehen und sich seiner selbst bewusst werden.

Folglich hat Luzifer uns mit der Freiheit ein großes Geschenk bereitet. Daher ist es verständlich, dass der Name Luzifer „Lichtträger“ bedeutet. Allerdings hat das Licht, das er uns bringt, eine dunkle Kehrseite. Luzifer will nämlich unbedingt, dass wir die Freiheit, die er uns geschenkt hat, auf egoistische Weise nutzen, um unseren eigenen Interessen zu dienen. Er will verhindern, dass wir erkennen, dass wir diese Gabe vielleicht auch nutzen könnten, um anderen in Freiheit, also aufgrund eigener freier Entscheidung, zu helfen und beizustehen. Früher hatten uns die Engel dazu animiert, anderen zu helfen und ihnen beizustehen. Um uns unsere Freiheit zu gewähren, setzen sie jedoch jetzt vermindert Impulse in unsere Herzen. Wir müssen jetzt lernen, dies aus eigener Kraft heraus selbst zu tun.

An diesem Beispiel können wir die Doppelzüngigkeit Luzifers ablesen: Einerseits macht er uns das Geschenk der Freiheit, andererseits versucht er, unseren Egoismus zu steigern. Wenn wir dies zulassen, passen wir immer besser zu ihm und machen einen großen Schritt in Richtung seines Reiches, denn Luzifer selbst ist der größte Egoist.

Außerdem will Luzifer, dass der Mensch glaubt, er, der Mensch, sei eigentlich Gott gleich, oder gar, dass der Mensch selbst ein Gott ist. So macht Luzifer den Menschen unbemerkt hochmütig. Gerade in der heutigen Zeit, in der der Mensch lernt, für sich selbst einzustehen und seine eigenen Grenzen zu stecken, ist diese Einflüsterung beziehungsweise „Inspiration“ durch Luzifer gefährlich. Die Menschen sollen nämlich ganz schnell zu der Überzeugung gebracht werden, dass sie doch eigentlich ganz besondere Wesen sind. Dank Luzifers Inspiration verlieren wir uns leicht in der Aufgabe zu lernen, für uns selbst einzustehen, und laufen Gefahr, hochmütig zu werden. Wir überschreiten unsere Grenzen und erkennen nicht mehr, wie sehr wir in allem, was wir tun, von anderen abhängig sind.

Deshalb ist es gerade in der heutigen Zeit äußerst wichtig, dass wir uns in Demut üben und uns ständig selbst daran erinnern. Den Wunsch, nach Unabhängigkeit zu streben, zu lernen, für uns selbst einzustehen und unsere eigenen Grenzen zu erkennen, gibt uns Luzifer in diesen Zeiten automatisch mit auf den Weg. Dazu müssen wir uns nicht mehr so enorm anstrengen. Die Demut müssen wir jedoch selbst erlangen. Wir müssen uns bewusst dafür entscheiden, eine Haltung der Bescheidenheit einzunehmen.

Das Geschenk der Weisheit

Freiheit und das Bestreben zu lernen, für uns selbst so einzustehen, nicht hochmütig zu werden, ist noch nicht alles, was uns an Inspiration von Luzifers Seite aus erreicht. Er vermittelt uns auch Wissen. Wenn wir in der Geschichte zurückblicken, sehen wir, wie beispielsweise die chinesische Weisheit, die chinesischen Heilmethoden (man denke zum Beispiel nur an die Akupunktur) und die griechische Weisheit (von Platon und anderen griechischen Philosophen) durch Luzifers Inspiration möglich wurden. Wenn wir dies erkennen, wird noch deutlicher, warum er „der Lichtträger“ genannt wird.

Die Waffe der Liebe

Ein Wort, das Luzifer und auch Ahriman nicht kennen, ist das Wort „Liebe". Liebe zu den Menschen auf deinem Lebensweg, Liebe zu allem, was um dich herum lebt: Tiere, Pflanzen, Steine und der Kosmos. Luzifer kennt nur Selbstliebe, eine Selbstsucht, die schnell in Narzissmus umschlägt. Jeder, der schon einmal eine narzisstische Person erlebt hat, weiß, wie viel Schmerz eine solche Person anderen zufügen kann. Narzissmus, also ungezügelter Egoismus, zerstört alles: Menschliche Beziehungen, Liebe und sogar das Lächeln im Gesicht des anderen. Es tötet alles. Liebe hingegen heilt, erweckt alles zum Leben und zaubert ein Lächeln auf das Gesicht des Gegenübers.

Wir können den gefährlichen Versuchungen und Infiltrationen Luzifers nur die Stirn bieten, indem wir die Kraft der Liebe in uns selbst entwickeln. Indem wir selbst zur Liebe werden und ganz die Liebe sind. Machen Sie sich dabei bewusst, dass Liebe weniger eine Kopfsache ist, sondern vor allem eine Gefühlssache. Wahre Liebe kann man ganz konkret als Wärme in der Brust und im Herzen spüren. Wenn man diese Wärme nicht empfindet, ist die Liebe nur ein Gedanke – und damit eine Illusion und nicht Wirklichkeit. Doch Sie brauchen auch ihren Verstand, um damit die Reinheit Ihrer Liebe zu überprüfen. Immer wieder müssen Sie prüfen, ob Ihre Liebe noch rein und aufrichtig ist.

Die Lehre aus diesen Erkenntnissen lautet: Richten Sie Ihren Blick nach innen, werden Sie sich bewusst, ob Sie die Schwingung der Liebe erkennen und spüren. Richten Sie den Blick nach innen und werden Sie sich bewusst, ob Sie von der Liebe berührt werden können. Prüfen Sie doch einmal, ob diese Liebe für Sie wichtiger ist als alles andere. Wenn dem so ist, dann finden Sie in der Liebe den richtigen Schutz gegen die Versuchungen von Luzifer und Ahriman.

Ahriman

Ahriman will den Menschen Angst und Furcht einflößen. Angst ist seine stärkste Waffe. Wer anderen Menschen aufmerksam zuhört, oder besser noch, wer versucht zu erspüren, was gerade in den Herzen der Menschen vor sich geht, und welche Emotionen sie durchströmen, beginnt zu erkennen, wie stark der Zugriff Ahrimans derzeit auf die Menschen ist; denn ganz viele Menschenherzen befinden sich gerade im Bann der Angst.

Angst wirkt auf den Menschen auf besondere Weise ein: Sie verhärtet ihn und tötet die Liebe. Wo die Angst wohnt, kann die Liebe nicht sein. Bei manchen Menschen wird die Seele durch die Angst gelähmt, bei anderen verhärtet die Angst die Seele. Auch unser physischer Körper leidet unter dieser Verhärtung. So ist es auffällig und bezeichnend, dass Krankheiten mit Verhärtungen, wie Rheuma, Krebs und Parkinson heutzutage immer mehr Menschen befallen. Das ist ein Anzeichen für den zunehmenden Einfluss Ahrimans auf unser Leben. Vorsicht: Das bedeutet keineswegs, dass sich eine solche Person in den Händen Ahrimans befindet. Diese Krankheiten sind generell durch Karma bedingt, und jeder kann darunter leiden.

Es ist wichtig zu erkennen, wie Ahriman uns in den Bann der Angst zieht. Er arbeitet mit Waffen, die wir alle gut kennen und über die wir oft sprechen. Terrorismus und Corona sind beispielsweise solche Waffen.

Wenn wir über Corona oder Terrorismus sprechen, sind wir uns in der Regel nicht bewusst, dass wir eigentlich über Ahrimans Waffen sprechen. Wenn wir also von den erwähnten Krankheiten oder bedrohlichen Ereignissen sprechen, sollten wir uns immer vor Augen führen, was eigentlich dahinter steckt: Ein Versuch Ahrimans, uns in den Bann der Angst zu ziehen. Ein solches Erkennen hilft uns, die durch Terrorismus, Corona und anderes verursachte Angst zu bekämpfen und uns wieder auf die Kraft der Liebe zurück zu besinnen. Liebe vertreibt die Angst und löst alle Verhärtungen auf.

Darüber hinaus will Ahriman auch erreichen, dass wir zu Robotermenschen werden: Willenlose Maschinen ohne Herzenskraft. Das ist seine Absicht. Auf diese Weise kann er alle Menschen zu einer Kopie des anderen und sogar zu einer Replik von Ahriman selbst machen. Denn er, Ahriman, will die Herrschaft über die Erde, über die Menschen und die Materie – und wenn er sich durchsetzt, verändert sich die Gesellschaft in eine kalte Roboterwelt. Das ist sein höchstes Ziel.

Es dürfte deutlich geworden sein, dass Ahriman die Freiheit nicht schätzt, ganz im Gegenteil. Darin ist er zu Luzifer diametral entgegengesetzt gepolt. Freie Menschen sind unbequem und wollen nicht daran mitwirken, die Gesellschaft in eine kalte Roboterwelt zu verwandeln. Deshalb ist es gerade heute besonders wichtig, unsere Freiheit zu bewahren.

Die Inkarnation Ahrimans

Ahriman – der Satan – wird zu Beginn des dritten Jahrtausends als Mensch geboren werden. Das heißt, er wird – entweder schon jetzt oder in Kürze – in einen Menschen inkarnieren. Deshalb müssen wir ein mögliches Erscheinen Ahrimans als Mensch auf Erden und die Folgen davon jederzeit im Blick behalten. Höchstwahrscheinlich wird er in Amerika leben und wirken. Er wird „der Vater der Lügen" genannt.

Ahriman wird, sobald er inkarniert ist und begonnen hat, auf der Erde aktiv zu werden, eine okkulte Schule gründen. Die Schüler, die an dieser Schule zu Hellsehern ausgebildet werden, werden sich jedoch nach Abschluss ihrer Ausbildung allesamt gegenseitig widersprechen. Warum? Weil sie an dieser Schule nicht lernen werden, an sich selbst zu arbeiten – an ihrer Ehrlichkeit, Aufrichtigkeit und inneren Ehrfurcht vor Gott. Deshalb ist ihre Seele, das Instrument, mit dem sie lernen, in die Astralwelt zu schauen, verschmutzt. Infolgedessen werden sie verzerrte und falsche Wahrnehmungen entwickeln und sich gegenseitig widersprechen: Durch eine verschmutzte Brille kann man nicht richtig sehen.

Unsere Antwort auf diese künftige Entwicklung – die mit Sicherheit kommen wird – muss darin bestehen, dass wir all unsere Bemühungen auf eine reine, geistige Entwicklung von uns selbst und unseren Kindern konzentrieren. Nur dann werden wir unverfälscht sehen können. Deshalb müssen Schulen zu Gemeinschaften werden, in welchen die Schüler mehr an ihrer Charakterbildung und damit auch an ihrer eigenen inneren Entwicklung arbeiten, als an der Aneignung von Wissen. Heutzutage finden sie dieses Wissen auch im Internet. Dies gilt jedoch nicht für Fähigkeiten wie Selbsterkenntnis, Selbstbeherrschung, Respekt voreinander und Ehrfurcht vor der Geistigen Welt. Die Entwicklung dieser Fähigkeiten muss in der Schule der Zukunft im Mittelpunkt stehen. Die Umwandlung von Schulen in solche Bildungsgemeinschaften muss bereits jetzt beginnen – und glücklicherweise hat diese Entwicklung an etlichen Schulen bereits begonnen.

Ein Robotermensch

Ahriman will unsere Aufmerksamkeit ausschließlich auf die Erde lenken: Seiner Meinung nach gibt es keine Geistige Welt. Immer mehr Menschen heute denken: „Tot ist tot, es gibt kein Leben nach dem Tod, Engel gibt es nicht, und das Wort 'Gott' ist nur ein Hirngespinst der Menschen." Vor hundert Jahren waren Begriffe wie „Himmel", „Hölle", „Gott" und „ein Weiterleben nach dem Tod" noch selbstverständlich. Das irdische Leben hatte einen tiefen Sinn, auch wenn die Menschen oft nicht verstanden, warum alle möglichen Dinge geschehen. In etwa hundert Jahren wird diese Lebensvorstellung weitgehend ausgelöscht sein. Dies zeigt das Ausmaß des Einflusses von Ahriman auf die Menschen in unserer heutigen Zeit.

Ahriman beginnt, uns mehr und mehr zu einem spröden, toten Denken zu verführen. Dies wird in den kommenden Jahrhunderten zunehmend der Fall sein. Es ist ein rein rationales Denken, das weder Freude noch Begeisterung auslöst und den Menschen gleichgültig sein lässt. Das Denken, das Ahriman propagiert, ist ein kaltes Denken, das dem Menschen zwar großartige Pläne und mächtige Maschinen bescheren wird, das ihn aber weder inspiriert, noch erwärmt und begeistert oder glücklich macht. Für Ahriman ist die Entwicklung dieses Denkens ein wichtiger Schritt in seinem Plan, den Menschen in einen Robotermenschen zu verwandeln.

Seien Sie gewarnt: Luzifer und Ahriman sind unsere Lehrmeister und wir haben ihnen an sich vieles zu verdanken. Doch sobald sie uns ganz auf ihre Seite ziehen, werden sie für uns gefährlich. Die einzige Möglichkeit, um ihren Versuchungen zu entgehen, besteht daher darin, den Weg der Mitte zu gehen, den Weg zwischen diesen beiden Extremen.

Der Weg der Mitte

Ein Übel kommt selten allein

Im vorigen Kapitel haben wir erfahren, dass es zwei geistige Mächte gibt, die den Menschen in Versuchung führen wollen: Luzifer und Ahriman. Wir haben festgestellt, wie sie uns tagtäglich unbemerkt beeinflussen und entgegengesetzte Ziele verfolgen. Ahriman will die Aufmerksamkeit des Menschen einzig und allein auf die Erde lenken. Luzifer hingegen will, dass sich der Mensch nur auf die Geistige Welt konzentriert und die irdische Welt vergisst, sie vernachlässigt. Die richtige Methode, um mit diesen Versuchungen umzugehen, besteht in der Erkenntnis, dass wir unsere Aufmerksamkeit sowohl auf die Erde als auch auf die Geistige Welt richten müssen. Tun wir dies nicht, verfallen wir in eines der beiden Extreme und damit in die Hände des einen oder des anderen und landen somit in den Händen des Bösen. Einzig der Weg der Mitte schützt uns vor diesen Extremen und ist daher der Weg, der zum Guten führt.

Es ist wichtig zu erkennen, dass wir in unserem Leben den Versuchungen von Luzifer und Ahriman permanent ausgesetzt sind. Luzifer zum Beispiel will uns zu Borniertheit und Fanatismus verführen. Ahriman hingegen will uns zu einem rein materialistischen Denken verleiten. Hinzu kommt, dass sie uns nicht nur auf der Seelenebene verführen wollen, sondern auch auf unseren physischen Körper einwirken.

In der folgenden Übersicht finden wir jeweils ein Beispiel für die unterschiedlichen Extreme und damit die unterschiedlichen Versuchungen, die von Luzifer und Ahriman ausgehen:

Ahriman bringt uns:	**Luzifer bringt uns:**
Abgestumpftheit	Überempfindlichkeit
übertriebene Distanziertheit	mangelnde Distanz
Schweigsamkeit	Redseligkeit
Angst	Hass
Wissenschaft	Mystik
Reserviertheit	Impulsivität
Feigheit	Übermut
Realismus	Idealismus
Gehemmtheit	Spontaneität

Vor allem in Bezug auf die Freiheit stehen sich Luzifer und Ahriman vollkommen diametral gegenüber. Luzifer gewährt uns Freiheit, es ist jedoch eine egoistische Freiheit. Ahriman hingegen will sie uns um jeden Preis nehmen. Ansonsten wird es ihm nicht gelingen, die Gesellschaft in eine eiskalte Roboterwelt zu verwandeln.

An sich sind Luzifer und Ahriman nicht nur böse, sie bringen uns auch viel Gutes. Gerade in ihrer Extremheit sind sie, wie wir bereits gesehen haben, eine Gefahr für den Menschen und verführen uns zum Bösen. Infolgedessen hat der Mensch nicht nur mit einem, sondern gleich mit zwei Übeln zu kämpfen.

Bereits George Orwell hatte festgestellt: „Man hat gewöhnlich nicht zwischen Gut und Böse, sondern zwischen zwei Übeln zu wählen.“ „Man kann“, so sagte er über den Zweiten Weltkrieg, „...die Nazis die Welt beherrschen lassen. Das ist schlecht. Oder man kann sie mit Krieg bekämpfen, was auch schlecht ist.“

Der Weg zwischen Skylla und Charybdis

Die meisten Menschen gehen davon aus, dass Gut und Böse Gegensätze bilden. Dabei wird Gott als die Kraft angesehen, die das Gute bewirkt, und der Teufel als die Kraft, die das Böse verursacht. Die Menschen haben also vergessen, dass es zwei Übel gibt, und dass das Gute der Weg der Mitte ist – der Weg der Mitte zwischen Luzifer und Ahriman. Es ist der einzige Weg, der uns davor bewahrt, dem jeweiligen Extrem von Ahriman oder Luzifer zum Opfer zu fallen.

In der Geschichte finden wir Erzählungen und Bilder, die zeigen, dass die Menschen früher sehr wohl noch um die Dualität des Bösen wussten. Allein schon der Ausdruck „zwischen zwei Übeln wählen“ zeigt, dass man sich bereits in der Vergangenheit der Dualität des Bösen bewusst war.

Die griechische Mythologie erzählt die Geschichte von Skylla und Charybdis. Dem Mythos zufolge mussten die Seeleute ihr Schiff genau mitten durch eine Meerenge steuern. Links und rechts ragten hohe Klippen auf. Auf der einen Seite hauste auf diesen Felsen Skylla, ein sechsköpfiges Ungeheuer mit zwölf Beinen, das auf Beute lauerte. Auf der anderen Seite, im tosenden Wasser vor den Felsen, befand sich das Ungeheuer Charybdis, das dreimal am Tag das Wasser mitsamt den Schiffen und allem, was dazu gehörte, einsog und dann wieder ausspuckte. Die Seeleute mussten genau durch diese Meerenge segeln, um weder in die Fänge von Skylla noch von Charybdis zu geraten. Wichen die Seeleute vom Weg durch die Mitte ab, gerieten sie entweder in die Hände von Skylla oder von Charybdis. Diese Geschichte ist ein wunderbares Bild für die beiden Übel, mit welchen jeder Mensch im Laufe seines Lebens konfrontiert wird: Wir müssen ständig den Weg der Mitte finden, um nicht einem der beiden Übel zum Opfer zu fallen.

Im Raster von Gut und Böse denken

Der tiefe Sinn der Erkenntnis in Bezug auf die Dualität des Bösen wird aktuell durch unseren Umgang mit dem Corona-Impfstoff gut veranschaulicht. Die meisten Menschen, die sich haben impfen lassen, glauben, dass ihre Entscheidung die einzig richtige ist, und dass die Ungeimpften die falsche Entscheidung treffen. Sie sind der Meinung, dass sie selbst die richtige Entscheidung treffen und die Ungeimpften falsch liegen. Sie, wie übrigens auch die Regierungen, versuchen, die Ungeimpften davon zu überzeugen, dass ihr Standpunkt falsch sei. Sogar die Regierenden denken folglich im Raster von Gut und Böse nach dem Motto: „Mein Standpunkt ist richtig und gut, und eurer ist falsch und böse."

Diese Haltung provoziert natürlich Wut und Empörung; denn die meisten Ungeimpften sehen ihre eigene Entscheidung als die richtige an und meinen, dass die Geimpften eine falsche Entscheidung getroffen haben. Infolgedessen standen sich diese beiden Gruppierungen immer feindlicher gegenüber, und es kam immer öfter zu Konflikten zwischen ihnen. Es kam beispielsweise zu Streitigkeiten innerhalb von Vereinen und zu Spaltungen in Familien und Haushalten. Es war eine Situation, die sehr leicht zu Unruhen, Aufständen und anderen Konflikten hätte führen können.

Allein schon dieses Beispiel zeigt, dass in unserer heutigen Zeit eine zunehmende Polarisierung stattfindet, wodurch die Menschen in immer konträrere Positionen geraten. Dies gilt nicht nur auf dem Gebiet der Impfung, sondern auch in vielen anderen Bereichen. Werfen wir beispielsweise einen Blick auf die Politik: Dort sehen wir, wie sich die Linken und die Rechten immer vehementer gegenüberstehen. Jeder hält seinen eigenen Standpunkt für richtig und betrachtet den anderen als falsch, ja sogar als gefährlich. Indem wir in einem Raster von Gut und Böse denken, werden wir immer mehr zu Gegnern. Diese Entwicklung wird dadurch verstärkt, dass wir häufiger als früher einen eigenen Standpunkt einnehmen – schließlich lernen wir mehr als früher, für uns selbst einzustehen. Das wird uns auch deshalb erleichtert, weil wir im Internet alle möglichen Informationen finden können.

Fazit: Wir denken nach wie vor in einem Raster von Gut und Böse. Dieses Denken führt daher zunehmend zu Streitigkeiten und Konflikten.

Der Weg der Mitte zwischen zwei Übeln

Anders sieht es aus, wenn wir davon ausgehen, dass wir im Leben ständig zwischen zwei Übeln wählen müssen. Das Schema von Gut und Böse ist falsch. Es ist nicht richtig, wenn wir sagen: „Ich bin gut und habe die richtige Meinung, und du bist schlecht und hast die falsche Meinung." Wenn wir eine Zunahme von Konflikten und sogar Bürgerkriegen vermeiden wollen, müssen wir lernen, in dem Modell von zwei Übeln zu denken und das Gute als den Weg der Mitte zwischen den beiden zu sehen.

Wenn wir lernen, auf diese Weise zu denken und die Dinge so zu betrachten, verschwindet die Polarisierung und wir vermeiden Spaltungen und Konflikte. Um noch kurz beim Beispiel der Corona-Impfung zu bleiben, sieht die Entscheidung zwischen zwei Übeln so aus: Die Impfung hat an sich gute Seiten. Sie schützt beispielsweise vor einem heftigen Corona-Verlauf. Sie verhindert, dass Krankenhäuser nur noch Corona-Versorgung leisten können, und andere Behandlungen wie Operationen verschoben werden müssen. Aber die Impfung hat auch negative Seiten: So wird bei ihr eine neue Technologie eingesetzt, deren langfristige Auswirkungen wir noch gar nicht kennen. Außerdem steht unsere Freiheit zunehmend auf dem Spiel.

Es gibt natürlich noch viel mehr über die positiven und negativen Aspekte von Impfungen zu sagen. Dies ist nur ein Beispiel. Die weitere Betrachtung der positiven wie der negativen Aspekte der Impfung überlasse ich gerne den Lesern.

Doch auch das Nicht-Impfen hat seine guten und schlechten Seiten. Das Gute ist zum Beispiel, dass man damit für die Freiheit eintritt. Wenn die Regierung alle Menschen zur Impfung zwingen würde, würde sie damit Ahrimans Bemühungen unterstützen, die Gesellschaft in eine Roboterwelt zu verwandeln. Darüber hinaus vergessen die Regierungsbeauftragten, dass es auch andere Kräfte gibt, die wir gegen Corona einsetzen können, etwa das Gebet, die Wahrnehmung unseres Innenlebens oder die Stärkung unseres Immunsystems durch gute Ernährung. Die Regierung denkt nur in materiellen Dimensionen und schenkt den geistigen Aspekten keine Beachtung. Infolgedessen gerät sie stark unter den Einfluss Ahrimans. Es gibt also noch viele weitere Argumente, die jemanden dazu bringen können, sich gegen eine Impfung zu entscheiden.

Die negative Seite des Nicht-Impfens ist natürlich das hohe Risiko, dass die Krankenhäuser überfüllt werden, da insbesondere Ungeimpfte im Krankenhaus und auf der Intensivstation landen. Aber auch dieses Argument ist umstritten. Auch hier überlasse ich es gerne den Lesern, sich näher mit dem Für und Wider des Impfens zu befassen. Mein Anliegen ist es lediglich, klarzustellen, dass sowohl die Impfung als auch das Nicht-Impfen positive und negative Seiten aufweisen. Das wiederum bedeutet, dass unsere Entscheidung für eine der beiden Optionen immer eine Entscheidung zwischen zwei Übeln ist.

Wir müssen uns diesbezüglich darüber im Klaren sein, dass uns die Entscheidung für eine Impfung dem Risiko aussetzt, von Ahriman beeinflusst zu werden, und dass die Entscheidung gegen eine Impfung die Gefahr birgt, von Luzifer beeinflusst zu werden. Haben Sie keine Angst davor, sondern trauen Sie sich herauszufinden, worin diese Einflüsse bestehen könnten.

Nicht urteilen

Angenommen, wir gehen davon aus, dass die Wahl, vor der wir stehen, immer eine Wahl zwischen zwei Möglichkeiten ist, die beide ihre guten und schlechten Seiten haben, wird ein Gespräch zwischen Menschen, die unterschiedliche Entscheidungen treffen, viel einfacher. Wir sind dann nicht auf unser eigenes Recht fixiert, nach dem Motto: „Meine Entscheidung ist richtig und deine ist falsch." Nein, wir erkennen an, dass beide Entscheidungen etwas Positives haben.

Dadurch verurteilen wir den anderen nicht mehr und respektieren gegenseitig die jeweilige Entscheidung. Wenn die Regierung so handeln würde, könnte sie den Ungeimpften beispielsweise etwas in der Art mitteilen: „Wir verstehen und respektieren Ihre Einwände. Zum Beispiel das Risiko der Beschneidung Ihrer persönlichen Freiheit, die Ungewissheit über die künftigen Folgen dieser Impfungen und so weiter." Doch die Regierung könnte auch sagen: „Aufgrund unserer Verantwortung für ein gutes Gesundheitswesen – insbesondere aufgrund unserer Sorge, dass die Krankenhäuser überfüllt werden – möchten wir dennoch an Sie appellieren, Ihre Entscheidung nochmals zu überdenken." Wenn man sich von Regierungsseite in dieser Art äußern würde, würde sie die Ungeimpften respektvoll behandeln und ihnen nicht vorhalten, dass sie im Unrecht sind.

Auch in der Politik könnte eine solche Haltung dazu beitragen, dass Linke und Rechte einen echten Dialog miteinander führen und nicht in gegenseitigen Verurteilungen steckenbleiben. Man erkennt das Gute am Standpunkt des anderen und arbeitet dann gemeinsam an einer Lösung für das Dilemma, vor dem die Politik im Moment steht. Man trifft sich in der Mitte und lernt von dort aus, beide Standpunkte und Ansichten zu respektieren. Ich bin zutiefst davon überzeugt, dass es für unsere weitere Zukunft entscheidend sein wird, ob wir lernen, diesen Schritt zu gehen, nämlich, nicht mehr in den Kategorien von richtig und falsch zu denken, sondern von der Erkenntnis auszugehen, dass der Weg der Mitte zwischen zwei Extremen der einzig Richtige ist.

Michael

Auf dem Weg der Mitte bekommen wir alle erdenkliche Hilfe vom Erzengel Michael. Er weist uns den Weg der Mitte, den Weg der Liebe, auf, der jedem seine Würde zugesteht.

Michael wird „das Gesicht Christi“ genannt. Er ist nämlich der Wegbereiter Christi und geht ihm voraus. Hinter Michael erhebt sich also immer die Gestalt Christi. Und er, der Christus, ist es vor allem, der uns den Weg der Mitte lehrt. Betrachten wir beispielsweise nur die drei Kreuze auf Golgatha. Am mittleren Kreuz hing Jesus Christus, links und rechts von ihm ein Verbrecher. Auch dieses Bild zeigt, dass wir uns – wenn wir den Weg der Mitte gehen – mit Christus verbinden und daher mit der Liebe. Denn Christus ist die Liebe selbst, und zwar die höchste Liebe, die man sich vorstellen kann, und damit eine universelle, kosmische Liebeskraft, die den Kosmos trägt und durchströmt – auch uns. Wenn wir den Weg der Mitte gehen, entfaltet sich eine innere Verbindung zu dieser Liebe.

In den kommenden Jahrhunderten wird es darum gehen, ob wir imstande sein werden, von einem Denken in Richtig und Falsch zu einem Denken überzugehen, das auf dem Weg der Mitte zwischen zwei Extremen basiert. Wer dies bereits jetzt tut und sich auf dieses neue (aber eigentlich doch schon so alte) Denken besinnt, wird dazu beitragen, dass die kommenden Jahrhunderte weniger gewalttätig und konfliktreich werden. Das zu erkennen und dieses neue Denken miteinander und mit allen, die Sie lieben, zu praktizieren, ist das Geschenk, das Sie der Menschheit machen können!

Die Konfrontation mit dem Bösen

Überfällige Hausaufgaben

Wir haben in den vorangegangenen Kapiteln festgestellt, was aktuell in unserer Zeit im Hintergrund vor sich geht. Wir haben gesehen, dass die Menschheit im Jahr 1899 die Schwelle überschritten hat und in eine neue Ära eingetreten ist. Dies wird eine Ära sein, in der das Licht immer heller strahlen wird. Bevor das geschieht, muss erst einmal der alte Schmutz beseitigt werden. Mit anderen Worten, wir müssen zunächst noch einige Lektionen lernen, die wir in der vergangenen Ära vernachlässigt haben. Diese überfälligen Hausaufgaben, wie bereits dargestellt, nennt man „die Begegnung mit dem kleinen Hüter".

Vor Jahren stieß ich auf eine Aussage von Ita Wegman, einer herausragenden Schülerin Rudolf Steiners. Darin stellte sie fest, dass die beiden Weltkriege nicht ausgebrochen wären, wenn die Menschen um Erkenntnis bemüht gewesen und sich rechtzeitig der geistigen Kräfte bewusst geworden wären, die im Hintergrund immer am Werk sind. Das heißt, es hätte keine Kriege gegeben, wenn wir uns des unsichtbaren Wirkens von Luzifer und Ahriman bewusst gewesen wären. Zunächst konnte ich diese Aussage nicht verstehen. Doch je länger ich darüber nachdachte, desto klarer wurde mir, wie wahr es ist, was Ita Wegman sagte. Ich begann auch zu erkennen, dass ihre Aussage immer noch gültig ist: Je mehr Erkenntnisse wir gewinnen, desto leichter wird die Konfrontation mit dem „kleinen Hüter“ verlaufen und desto weniger dunkle Erfahrungen werden wir machen.

Wir können die gegenwärtige Situation der Menschheit mit dem Leben eines Eingeweihten vergleichen: Er musste (siehe Kapitel „Die Eingeweihten kannten die Zukunft“) eine Krise durchlaufen, um ein Wissender zu werden und sich mit der Geistigen Welt zu verbinden. Sobald er diese Prüfung überstanden hatte, leuchtete das innere Licht, das von ihm ausging, heller denn je. Mit diesem Vergleich möchte ich deutlich machen, dass wir seit 1899 verschiedene Prüfungen – wie etwa die beiden Weltkriege – durchgemacht haben, die uns wachrütteln und uns Erkenntnisse bringen sollten.

Rückblickend können wir uns fragen, ob wir inzwischen die Lehren aus diesen Prüfungen gezogen haben. Oder warten noch mehr Prüfungen auf uns? Ich muss ganz ehrlich bemerken, dass es tatsächlich so aussieht. Übrigens, bedenken Sie, dass wir diese beiden Weltkriege im Grunde genommen selbst verursacht und provoziert haben, weil wir eine wichtige Aufgabe vergessen hatten, nämlich, uns nicht nur auf die Materie, sondern auch auf die Geistige Welt auszurichten. Es gibt also noch mehr überfällige Hausaufgaben, die noch nachgeholt werden müssen.

Im Allgemeinen gilt: Je schneller wir die Lektionen lernen, die wir vernachlässigt haben, desto schneller werden wir den Weg zum Licht finden. Dies gilt für die heutige Zeit, wird aber auch in Zukunft noch eine bedeutende Rolle spielen.

Die Aufgaben, die Michael uns stellt

In den vorangegangenen Kapiteln haben wir festgestellt, dass wir jetzt in der Zeit Michaels leben: Er ist es, der die Entwicklung der Menschheit im Verborgenen leitet. Dabei stellt er uns vor verschiedene Aufgaben:

- Michael ruft uns auf, unsere Bewusstseinsseele zu entfalten und dadurch zu erkennen, wer wir selbst eigentlich wirklich sind, und wer der andere wirklich ist. Er fordert uns auf, zu lernen, über den Tellerrand hinauszuschauen. Schauen Sie in sich hinein, schauen Sie bis in das Herz des Anderen, und werden Sie sich auch bewusst, warum alle möglichen Ereignisse stattfinden und uns widerfahren.
- Michael ruft uns auf, uns der Geistigen Welt bewusst zu werden und genau darauf zu achten, wann wir selbst – wahrscheinlich sehr subtil, aber dennoch – mit der Geistigen Welt in Berührung kommen.
- Auch ruft Michael uns auf, uns der tieferen Bedeutung der Einsamkeit bewusst zu werden, die viele von uns in dieser Inkarnation durchleben. Die Einsamkeit kann uns helfen, uns unserer selbst und der Geistigen Welt bewusst zu werden.
- Die Brüderlichkeit (auch Schwesternschaft oder Menschlichkeit) ist Michaels großes Thema: Alle Menschen, wer immer sie auch sind, was immer sie auch glauben, woher auch immer sie kommen, sind unsere Schwestern und Brüder. Wir müssen das Schubladendenken überwinden. Wir müssen den Mut haben, wir selbst zu werden. Es ist unsere Aufgabe, das Individuum zu werden, das wir tatsächlich sind, und das Gruppendenken zu überwinden.

Um diese hochgesteckten Ziele erreichen zu können, schiebt Michael alles beiseite, was uns bei der Erfüllung unserer Aufgaben im Wege steht. Daher sind während seiner Regentschaft Verwirrung, Konflikte und Chaos zu erwarten. Davor brauchen wir uns nicht zu fürchten, es schafft lediglich den Raum für die neuen Erkenntnisse, die neue Lebenseinstellung und die neuen Fähigkeiten, die Michael uns schenken will.

Das Böse verstehen

Christian Rosenkreutz (1378-1484) war ein großer Eingeweihter, der im Verborgenen lebte und arbeitete. Er war, laut Rudolf Steiner, eine Inkarnation von Johannes, dem Autor des gleichnamigen Evangeliums und der Apokalypse, dem letzten Buch der Bibel, das auch „Offenbarung des Johannes“ genannt wird. Er lebte zu Beginn der fünften post-atlantischen Kulturepoche, die 1413 n. Chr. begann und bis 3573 dauern wird.

Christian Rosenkreutz durfte die Menschen auf das wichtigste Thema vorbereiten, mit dem sich die Menschen in der fünften post-atlantischen Kulturepoche beschäftigen sollten. Dieses Thema beinhaltet auch heute noch die Aufgabe, dem Bösen auf den Grund zu gehen.

Im Alter von einundachtzig Jahren erhielt er 1459 die Initiation durch Manes. Dieser wird in der Bibel auch Noah genannt, der die Überlebenden der Sintflut – und damit des Untergangs von Atlantis – nach Europa und Asien gebracht hat. Er wird in der Bibel auch Melchisedek genannt, der geheimnisvolle große Eingeweihte, der Abraham, den Stammvater des jüdischen Volkes, initiiert hat.[20] Diese wenigen Angaben machen bereits deutlich, dass wir es bei

Manes mit einem sehr hohen Eingeweihten zu tun haben, der die hier auf der Erde lebenden und wirkenden Eingeweihten leitet. Er initiierte beispielsweise die Rishis (die großen Eingeweihten der alt-indischen Kultur), Zarathustra (den führenden Eingeweihten der persischen Kultur), Hermes Trismegistos (den Anführer der ägyptischen Kultur), Erzvater Abraham und eben auch Christian Rosenkreutz. Ich beschreibe dies detaillierter, um zu verdeutlichen, dass sein Auftrag, Christian Rosenkreutz die Initiation zu erteilen, in der Tat aus den höchsten geistigen Welten kommt und von größter Bedeutung ist.

Bei der Initiation, die Christian Rosenkreutz von Manes erhielt, gewann er Einblick in das Böse. Wie funktioniert das Böse? Woher kommt es? Was ist die Bedeutung des Bösen? So wurde Christian Rosenkreutz zu Beginn der Epoche, in der der Mensch sein Bewusstsein/seine Bewusstseinsseele entwickeln muss, gezeigt, womit sich der Mensch in dieser Kulturepoche beschäftigen sollte: Mit der Aufgabe, die Finsternis zu ergründen. Daher bin ich in den Kapiteln „Die Dualität des Bösen" und „Der Weg der Mitte" auf die Dualität des Bösen und deren Bedeutung eingegangen.

Christian Rosenkreutz erkannte, dass Luzifer und Ahriman Engel sind, die ein Opfer erbracht haben, um zu gefallenen Engeln zu werden und so die Menschheit führen zu können, ihr die Gaben zu geben, die sie für ihre weitere Entwicklung braucht: Wissen, Weisheit, Erdenkraft und den Mut, das irdische Leben zur weiteren Entfaltung zu bringen. Christian Rosenkreutz sah aber auch, dass in ferner, ferner Zukunft der Mensch selbst dafür sorgen würde, dass Luzifer und Ahriman wieder befreit und Teil der höheren geistigen Welt, des Devachan, werden würden.

Er erkannte auch, dass das Böse ursprünglich gut ist: Das Böse ist eigentlich gut, es wird nur zur falschen Zeit und am falschen Ort wirksam. Gift kann als Medizin verwendet werden, doch sie kann auch tödlich sein. Jahrhundertelang mussten Christian Rosenkreutz und seine Jünger diese Erkenntnisse geheim halten: Die Menschen hätten sie noch nicht verstehen können – bis es Rudolf Steiner gelungen ist, diese Erkenntnisse in verständliche Worte zu fassen und sie an die Öffentlichkeit zu bringen. Der Mensch benötigt diese Erkenntnisse jetzt und ist zudem in seiner Entwicklung an einem Punkt angelangt, diese Erkenntnisse verstehen zu können.

Deshalb ist es jetzt unsere Lernaufgabe, nach dem Vorbild von Christian Rosenkreutz das Böse zu ergründen.

Mit der Waffe der Liebe

Die Antwort auf das Böse beziehungsweise die Waffe, mit der wir dem Bösen begegnen können, ist die Waffe der Liebe. Michael schenkt uns die Kraft, diese Waffe, die angesichts der Übermacht des Bösen so machtlos erscheint, einzusetzen und an sie zu glauben. Er wird oft mit dem Schwert in der Hand abgebildet. Der Beweis dafür, dass dieses Schwert die Waffe der Liebe ist, ergibt sich, wenn uns bewusst wird, wer hinter Michael steht: Christus selbst – und der Christus ist die Essenz der allerhöchsten kosmischen Liebe.

Die Tatsache, dass diese Waffe der Liebe tatsächlich Kraft besitzt und letztlich stärker ist als alles Böse, wird durch die Art und Weise deutlich, wie Michael dargestellt wird: Mit einer Lanze oder einem Schwert in der Hand.

Christian Rosenkreutz

Im hohen Alter – er war bereits einundachtzig Jahre alt – erlebte Christian Rosenkreutz seine Initiation, die den Höhepunkt seines Lebens darstellte. Dabei wurde ihm ein Einblick in die großen Geheimnisse des Bösen gewährt. Er durfte als Hellsichtiger in dessen tiefstes Inneres blicken. Manes selbst, den wir als Noah kennen, erteilte ihm diese Einweihung. Nun erst war Christian Rosenkreutz geistig stark genug, um diese Geheimnisse ertragen zu können. Erst jetzt hatte er so viel gelernt, gespürt und verstanden, dass er dieses äußerst schwierige Mysterium begreifen konnte.

Er war der erste Mensch, dem diese Erkenntnisse zuteil wurden. Er war der Erste, dem es gelang, diese ehrfurchtgebietende Wirklichkeit in menschliche Worte zu fassen und zu ertragen – der Erste, der daran nicht zugrunde ging, sondern dadurch gestärkt wurde und geistig daran wuchs.

Jahrhundertelang, so lautete sein Auftrag, sollten diese Erkenntnisse geheim bleiben: Die Menschheit war noch nicht bereit, sie zu begreifen, geschweige denn, sie zu verinnerlichen und umzusetzen. Später sollten diese Geheimnisse der Menschheit zur rechten Zeit offenbart werden – zu einer Zeit, in der die Menschheit zunehmend mit dem Bösen konfrontiert wird und daher diese Erkenntnis benötigen würde, um diese Prüfungen zu bestehen.

Jetzt ist die Zeit gekommen, jetzt müssen wir das, was Christian Rosenkreutz uns über das Böse lehren will, in unsere Seele aufnehmen, zum Beispiel die Dualität und deren Bedeutung. Seien Sie mutig, laufen Sie nicht davor davon, sondern schauen Sie hin.

Die Regentschaft von Oriphiel: 2233-2587

Die verschiedenen Regentschaften der Erzengel

Um das Jahr 2233 wird Michael als Regent vom Erzengel Oriphiel abgelöst werden. Es handelt sich übrigens nicht um einen abrupten Übergang. Vielmehr wird ab 2233 Michaels Energie schwächer werden und Oriphiels Energie wird langsam ansteigen. Wenn wir die Abfolge der bevorstehenden Regentschaften auflisten, ergibt sich Folgendes:

- Die Regentschaft von Oriphiel: 2233-2587
- Die Regentschaft von Anael: 2587-2941
- Die Regentschaft von Zachariel: 2941-3295
- Die Regentschaft von Raphael: 3295-3649

Es ist wichtig, darauf hinzuweisen, dass diese Jahre nicht festgelegt sind. Die meisten Regentschaftsperioden überschneiden sich über lange Zeiträume. Darüber hinaus wurde dem Menschen die Freiheit geschenkt. Das bedeutet, dass er selbst, wenn auch teilweise unbewusst, bestimmt, wie lange bestimmte Epochen und Prozesse dauern. Daher können wir die tatsächliche Datierung einer Regentschaft nur im Nachhinein vornehmen.

Daher finden wir auch die unterschiedlichsten Hinweise auf das Ende der Regentschaft von Michael. Ausgehend von der Regel, dass eine Regentschaft etwa 354 Jahre dauert, ergibt sich für die Regentschaft von Michael 1879 + 354 = 2233. Elisabeth Vreede, Astronomin und Mitarbeiterin Rudolf Steiners, gibt zum Beispiel das Jahr 2400 als Ende der Regentschaft Michaels an. Das macht einen großen Unterschied aus. Es ist wahrscheinlich, dass um 2400 auch die letzten Energien Michaels verschwunden sein werden, und die Energie Oriphiels zu diesem Zeitpunkt voll aktiv geworden sein wird. Wie gesagt, die genaue Datierung von Michaels Regentschaft wird sich erst im Nachhinein herausstellen.

In etwa 1500 Jahren, wenn sich das Ende von Raphaels Regentschaft nähert, also um das Jahr 3573, wird unsere gegenwärtige, fünfte post-atlantische Kulturepoche, die im Jahr 1413 begann, zu Ende gehen. Dieser Zeitraum wird auch als germanisch-angelsächsische Kulturepoche bezeichnet. Menschen, die gegen Ende dieser Kulturepoche auf die Erde kommen, werden spüren, dass sie in einer entscheidenden Zeit leben. In einer Atmosphäre von Chaos, Umwälzungen und Katastrophen wird die Kultur, in der wir heute leben, zu Ende gehen.

Diejenigen, die in all diesem Tumult geistig standhaft bleiben und Vertrauen bewahren, werden „die Saat“ für eine neue Kultur bilden, die sich langsam aus dem Nichts heraus aufbauen wird. Auch dies stellt also eine wichtige Aufgabe für uns in der heutigen Zeit dar: Die Kraft des Vertrauens in uns selbst als Vorbereitung auf eine kommende Inkarnation in einer Zeit aufzubauen, in der wir viel Geisteskraft brauchen werden.

Die dunkle Regentschaft von Oriphiel

Bei den kommenden Regentschaften fällt vor allem diejenige von Oriphiel auf, die in etwa 200 Jahren beginnen wird: von 2233 bis 2587. Wir wissen, dass alle Erzengel jeweils eng mit der Energie eines bestimmten Planeten verbunden sind. So ist Oriphiel mit Saturn verbunden, dem Planeten, dessen Energien im Zeichen von Krankheit und Leid stehen. Darüber hinaus ist Saturn der Gott des Alters, der Krankheit, des Todes und der Erinnerung. Seine Regentschaft bringt uns also auch keine lichtvollen, angenehmen Zeiten, ganz im Gegenteil. Das Ziel dieser Prüfungen besteht natürlich darin, stärker zu werden und die Kraft des Vertrauens aufzubauen.

Es ist klar, dass von Oriphiel eine ganz andere Energie ausgeht als von Michael. Dies wird besonders deutlich, wenn wir wissen, dass Michael mit der Sonne verbunden ist, während Oriphiel mit Saturn verbunden ist. Michael richtet unsere Aufmerksamkeit auf die Geistige Welt, Oriphiel wird unsere Aufmerksamkeit hauptsächlich auf die Erde lenken. Er tut dies, um damit unser niederes Selbst, unser Ego, zu stärken. Das ergibt Sinn, vor allem auch deshalb, weil unser Ego zum Träger unseres höheren Ichs beziehungsweise unseres höheren Selbst wird. Das Ego muss also erst gestärkt werden, bevor es zum Träger unseres höheren Ichs werden kann. Wir sehen also, wie jeder der Erzengel während seiner Regentschaft auf ganz einzigartige Weise an der Weiterentwicklung einer bestimmten menschlichen Fähigkeit arbeitet.

Aufgrund der gegensätzlichen Energien, die von Michael und Oriphiel ausgehen, ist es verständlich, dass es um das Jahr 2300, wenn Oriphiels Einfluss auf die Erde und die Menschheit langsam zu greifen beginnt, immer häufiger zu Zusammenstößen mit Michaels allmählich abnehmender Energie kommen wird. In dieser Zeit, in der die Energien aufeinanderprallen, wird es Menschen geben müssen, die die Fackel des spirituellen Wissens und der spirituellen Erkenntnisse am Leben erhalten.

Was spricht dagegen, während der Regentschaft von Oriphiel zu inkarnieren?

Auf die Regentschaft von Oriphiel folgt diejenige von Anael. Der Erzengel Anael ist mit dem Planeten Venus verbunden. Deshalb werden von ihm besondere Energien ausgehen: Liebesenergien, die uns in dem Verständnis für andere stärken. Für viele ist es ein tröstlicher Gedanke, dass sie erst in der Zeit von Anael (etwa zwischen 2600 und 2950) in ihr nächstes Leben auf die Erde zurückkehren und sich dann in die Venuskräfte der Liebe, der Toleranz und des Respekts für andere einhüllen dürfen. Das bedeutet, dass sie sich während der dunklen Zeiten von Oriphiel nicht auf der Erde, sondern in der Geistigen Welt befinden werden. Normalerweise kehren wir nämlich etwa nach 700 bis 800 Jahren, mit vielen Ausnahmen, für ein weiteres Leben auf die Erde zurück. Bis dahin wird die dunkle Zeit von Oriphiel für diejenigen, die jetzt auf der Erde leben und schließlich wieder neu inkarnieren, bereits vorbei und das Licht auf die Erde zurückgekehrt sein – zumindest für diejenigen, die sich innerlich mit diesem Licht verbinden.

Es wird auch Menschen geben, spirituelle Menschen, die früher zurückkehren und bereits in der Zeit von Oriphiel auf der Erde reinkarnieren werden. Sie werden dies auf ausdrücklichen Wunsch Michaels hin tun. Es sind Menschen, die gelernt haben, sich unter großem Druck zu behaupten, und sich nicht von oberflächlichem Materialismus, von der Gier nach Geld oder Besitz hinreißen lassen. Sie werden diese Stärke des Geistes brauchen, denn Oriphiel wird alle dunklen Kräfte im Menschen ans Licht bringen, wie zügellosen Egoismus, eiskalte Härte und gleichgültige Lieblosigkeit. All das wird dann viel stärker, extremer und schockierender sein als jetzt, obwohl wir aktuell bereits Entwicklungstendenzen in diese Richtung erkennen können. Im Übrigen sollte man sich vollkommen im Klaren darüber sein, dass Oriphiel dies tut, weil nur das, was ans Licht kommt, transformiert und geheilt werden kann.

Bazillen und Viren

Was mir beim Studium der nächsten Regentschaft von Oriphiel aufgefallen ist, ist die Tatsache, dass es laut Rudolf Steiner in dieser Zeit „Bazillen" (eine Form von Bakterien) geben wird, die die Menschen mit Krankheiten und Epidemien heimsuchen werden. Ich vermute, dass das, was Rudolf Steiner über Bazillen gesagt hat, auch auf Viren zutrifft, die zu seiner Zeit ja noch nicht bekannt waren, und die kleiner als Bakterien, aber mit ihnen in gewisser Weise verwandt sind.

Das bedeutet folglich, dass die Menschen zu Oriphiels Zeiten – in etwa 250 bis 400 Jahren – noch viel stärker von Viren bedrängt sein werden als heute. In der Zeit, als Corona die Gesellschaft in Atem hielt, war es auffallend, wie viele Menschen in Angst und Schrecken verfielen und sich vehement vor einer Ansteckung fürchteten. Woher kam denn diese ausgeprägte Angst? Seddon, Philosoph und Geistesforscher, erklärt, dass die Geister der Finsternis, die ahrimanischen Geister, sich in Bazillen und Bakterien verkörpern. Sie sind es, die unbemerkt Angst erzeugen. Indem man sich aber, so Seddon, von der Angst befreit, werden positive Kräfte frei, welche die Menschen für ihre weitere Entwicklung benötigen.[21]

Was will Oriphiel mit all dieser Finsternis, dieser Angst und diesen Viren bezwecken? In erster Linie will er die Menschen dazu aufrufen, stärker zu sein als die Angst und so zu lernen, im Vertrauen zu leben. Außerdem will er die Menschen aufrütteln, sich der dunklen Kräfte bewusst zu werden, die in ihnen leben. Er fordert die Menschen also heraus, damit sie sich des Bösen, das in ihnen selbst aufsteigt, bewusst werden. Dadurch wird es ihnen gelingen, das Böse in eine positive, heilsame Kraft zu verwandeln. Es ist also in der Tat eine große Herausforderung, vor die Oriphiel die Menschen während seiner Regentschaft stellen wird! Rudolf Steiner nennt Oriphiel daher auch den „Engel des Zorns, der die Menschheit mit starker Hand reinigt".

In der Zeit, als Corona die Menschheit überrollte, ist mir neben der Angst noch etwas anderes aufgefallen: Die Tatsache, dass der Widerstand gegen die Impfung oft von einer auffallenden Heftigkeit begleitet war. Infolgedessen begann ich zu vermuten, dass in dieser Vehemenz tiefere, unbewusste Impulse sichtbar wurden. Als ich mich fragte, um welche Impulse es sich dabei denn handeln könnte, fiel mir unwillkürlich die kommende Regentschaft von Oriphiel ein, die in etwa 350 Jahren ihren dunklen Höhepunkt erreichen wird. Während dieser Regentschaft könnten Impfungen dazu missbraucht werden, um die geistigen Fähigkeiten der Menschen zu dämpfen, so dass sie nur noch die Welt der Materie als die einzig wahre Welt erkennen werden. Unbewusst scheinen viele diese zukünftigen Entwicklungen bereits zu spüren, und dieses Wissen lebt als unbewusster Impuls bereits in ihnen, dieser veranlasst sie, sich mit aller Kraft gegen die Impfung zu wehren. Auch in der Zeit Zachariels werden die Kräfte, die die spirituellen Fähigkeiten in den Menschenseelen auslöschen wollen, noch aktiver werden und die Menschen noch stärker herausfordern.

Das große Licht wird in der Dunkelheit sichtbar

Was will Oriphiel während seiner kommenden Regentschaft erreichen? Können wir uns ein etwas genaueres Bild davon machen? Es wird schon etwas klarer, wenn wir wissen, dass die vorherige Regentschaft Oriphiels in die Zeit um den Beginn der neuen Zeitrechnung (200 v. Chr. – 150 n. Chr.) fiel, als zunächst die Geburt des Menschen Jesus von Nazareth und dann die Geburt des Christus bei der Taufe im Jordan stattfand.

Bereits damals war die Regentschaft von Oriphiel eine dunkle Zeit. Wir brauchen nur die Namen von zwei Kaisern zu nennen: Nero und Caligula. Sofort tauchen düstere Bilder auf. Nero verbrannte die Christen bei seinen Festen in den Palastgärten und benutzte sie als lebende Fackeln. Caligula verwandelte seinen Palast in ein Bordell, in dem es zu den grausigsten Exzessen kam.

Doch gerade in jenen dunklen Zeiten wurde das Licht Christi geboren, das die Menschheit retten sollte: „Das wahre Licht wird immer in der tiefsten Finsternis geboren.“ So wird es auch während der kommenden Regentschaft von Oriphiel sein: Mitten in der Dunkelheit wird das Licht des ätherischen Christus aufleuchten. Rudolf Steiner sagt: „Wenn die finsteren Mächte am heftigsten wüten, so leuchtet auch das hellste Licht. Dann wird der Christus wieder auf der Erde erscheinen, wenn auch in einer anderen Gestalt als vor zweitausend Jahren.“ Das ist also der tiefe Sinn der Finsternis, die Oriphiel über uns bringen wird: Das Erscheinen des ätherischen Christus und seines Lichtes für möglichst viele Menschen sichtbar und uns dessen bewusst zu machen. Wir können die Dunkelheit als die Geburtswehen dieses großen Ereignisses betrachten. Trotz der Finsternis ist dies also eine Regentschaft, auf die man sich freuen kann: Eine Regentschaft, die im Zeichen einer hohen Geburt steht.

Unser Gedächtnis: Verlust und Gewinn zugleich

Während der Regentschaft Oriphiels wird sich unser Gedächtnis (weiter) verschlechtern. Wir haben bereits gesehen, dass Saturn, mit dem Oriphiel so eng verbunden ist, unser Gedächtnis beeinflusst. Bevor der Buchdruck erfunden wurde, lernten die Menschen, insbesondere die Mönche, alles auswendig. Sie konnten ganze Manuskripte rezitieren. Jetzt ist das nicht mehr nötig, und jetzt wären wir auch nicht mehr dazu imstande, weil unser Gedächtnis inzwischen um vieles schwächer geworden ist. Diese Entwicklung wurde in unserer Zeit beispielsweise durch das Aufkommen von Taschenrechnern und Computern noch verstärkt: Sie berechnen alles für uns und speichern für uns alle Texte, die wir bewahren wollen.

Der Gedächtnisschwund muss jedoch nicht nur ein Verlust sein: An seine Stelle tritt etwas anderes, zumindest für Menschen, die sich geistig entwickeln und an sich arbeiten.

Unser Gedächtnis speichert die Erinnerung an alle möglichen Fakten und Ereignisse, die nicht miteinander in Verbindung stehen: Den Geburtstag Ihrer Mutter zum Beispiel, den ersten Zahn Ihres Kindes und so weiter. Dieses Zahlen- und Faktengedächtnis wird schwinden. An seine Stelle tritt die Fähigkeit, auf die Gesamtheit der vergangenen Ereignisse zurückzublicken und damit die Fähigkeit, in all diesen einzelnen Fakten das große Ganze, die Kohärenz, zu erkennen. Man beginnt zu erkennen, warum bestimmte Ereignisse stattgefunden haben, und was man daraus lernen kann.

Die Entwicklung eines solchen Überblicks ist neu, eine neue Form unseres Gedächtnisses. Bemerkenswerterweise scheint heutzutage der eine oder andere diese Technik schon ein wenig zu trainieren, etwa wenn Menschen eine Antwort darauf suchen, warum ihnen bestimmte Ereignisse widerfahren mussten. Oder wenn sie nach der Lebensmission suchen, für die sie auf die Erde gekommen sind. Man könnte also meinen, dass wir in diesem Leben bereits einen ersten Anfang mit diesem großen Gedächtniswandel machen, den wir in der Zeit von Oriphiel durchleben werden.

Darüber hinaus wird sich in unserer Seele eine neue Fähigkeit entwickeln: Ein Reinkarnationsgedächtnis, in dem die Erinnerungen an frühere Leben gespeichert bleiben. Das ist bemerkenswert, denn wenn wir uns dieser Erinnerungen bewusst werden, erhalten wir auch Einblick in das höhere Wesen, das in uns lebt und das auch in früheren Leben aktiv war. Wenn wir uns also des höheren Wesens bewusst werden, das nicht nur jetzt, sondern auch in früheren Inkarnationen in und an uns gewirkt hat, gewinnen wir Einblick in unser höheres Selbst beziehungsweise höheres Ich. Dieses höhere Wesen ist unser höheres Selbst. Uns dieser Tatsache bewusst zu werden, hilft uns, mehr und mehr aus der Kraft unseres höheren Selbst heraus zu leben als aus der Ebene unseres Egos. Auch dieser Prozess bedeutet also einen großen Schritt nach vorne in unserer Entwicklung.

Es sollte jedoch beachtet werden, dass wir diesen Schritt nur machen können – diese neuen Fähigkeiten nur in uns entwickeln können – wenn wir unser Ich entwickelt haben. Wenn wir also nicht im Gruppendenken (der Familie, der Kirche, des Fußballvereins oder sonstiger Gemeinschaften) feststecken, sondern unsere eigenen Maßstäbe, Erkenntnisse und die Freiheit des Denkens entwickelt haben. Haben wir das nicht getan, werden wir in der Zeit von Oriphiel nur den Verfall unseres Gedächtnisses erleben und nicht imstande sein, die neuen Fähigkeiten zu erlernen, die an diese Stelle treten. Das wiederum bedeutet, dass wir in unserer Entwicklung als Menschen zurückbleiben werden – und ein Rückstand in unserer Entwicklung hat immer große Folgen für unsere nächste Inkarnation: Wir werden uns dann einsam fühlen und den Eindruck haben, nirgendwo hinzugehören.

Auch diese Aussicht verdeutlicht die Aufgabe, die wir in diesem Leben zu erfüllen haben: Ein Individuum zu werden und sich vom Gruppendenken zu lösen. Es ist daher bezeichnend, dass der große Psychologe C. G. Jung vom „Individuationsprozess" spricht. Diesen Prozess bewusst zu durchleben und mehr zum Ich als zum Gruppenmitglied zu werden, so sagt er, ist eine der wichtigsten Aufgaben des heutigen Menschen.

Die Konfrontation mit dem Bösen

Das Böse lebt in jedem Menschen. Seddon sagt: „Der Mensch hat ein feuriges Zentrum der Zerstörung in sich."[22] Bisher lebte diese dunkle Seite jedoch meist im Verborgenen in uns – wir waren uns dieser Finsternis nicht bewusst. Wir haben jedoch bereits erfahren, wie Oriphiel diese Finsternis im Menschen weckt, sie an die Oberfläche holt und nach außen sichtbar macht. Diese dunklen Kräfte bestehen nicht nur aus altem Karma, sondern auch aus unserem Doppelgänger. Oriphiel bringt all diese Kräfte zum Vorschein, damit der Mensch sich des Bösen bewusst wird, das in ihm wohnt, und welches er als Lernaufgabe Schritt für Schritt transformieren muss. So muss der Mensch, um nur ein Beispiel zu nennen, lernen, die wilde Aggression, auf die er in sich selbst stößt, in eine Kraft des Selbstbewusstseins und der inneren Stärke umzuwandeln.

Menschen, die nicht an sich selbst arbeiten und keine Erkenntnis erlangt haben, werden von dem Bösen, das in ihnen aufsteigt, mitgerissen werden. Schließlich können sie nicht mehr mit der Evolution des Menschen Schritt halten.

Gigantische Maschinen

Die einseitige materialistische Entwicklung wird bis 2300 oder 2400 andauern. Gigantische Maschinen – für uns noch unvorstellbar – werden erfunden und eingesetzt werden. Diese Maschinen werden dämonische Wesen erschaffen, die zum Leben erwachen und sich gegen den Menschen wenden werden.

Wie ist es möglich, dass solche Kreaturen entstehen? Es ist möglich, weil diese Maschinen nicht mit Liebe und Freude oder aus einem Sinn für Schönheit entwickelt werden, sondern aus Gleichgültigkeit, ohne jegliche Freude und Begeisterung. Wo dies geschieht, heften sich gleichgültige Naturwesen und Dämonen an diese Maschinen, die sich dann gegen die Menschen stellen. (Diese Naturwesen wurden gleichgültig, weil die Menschen sie vernachlässigten, sie nicht anerkannten und ihnen keine Aufmerksamkeit und Liebe schenkten).

Es liegt auf der Hand, dass Maschinen, die mit Freude, Enthusiasmus und Liebe hergestellt werden, liebevolle Wesen anziehen, Naturwesen und andere geistige Wesen, die von Liebe zu den Menschen erfüllt sind und diesen helfen möchten. Leider werden die meisten Maschinen in jener Zeit aus Pflichtgefühl und ohne Freude hergestellt werden – und damit böse Wesen anziehen, die die Menschen angreifen werden. In dieser zukünftigen Entwicklung können wir ebenfalls wieder eine wichtige Lebenslektion für die aktuelle Zeit finden: Suchen Sie sich, wenn irgendwie möglich, einen Arbeitsplatz, der Sie inspiriert und Ihnen Freude bereitet, und verabschieden Sie sich von Beschäftigungen, die Sie nur aus der Notwendigkeit heraus tun, weil Sie Ihren Lebensunterhalt verdienen müssen. Mir ist schon klar, dass dies bei weitem nicht immer möglich ist. Es stellt sich jedoch durchaus eine Frage, nämlich: „Ist diese öde, lieblose Arbeit wirklich notwendig, oder kann ich eine Möglichkeit finden, mich dem zu widmen, was mich so richtig begeistert, inspiriert und mir Freude bereitet? Allein schon dadurch, dass wir uns diese Frage stellen, wird ein notwendiger Bewusstseinsprozess ausgelöst.

Das 33. Lebensjahr

Diejenigen, die sich während der Zeit von Oriphiel nicht (zumindest nicht so sehr wie in ihren früheren Leben) mit dem kosmischen Christus – und damit mit dem ätherischen Christus – verbunden haben, werden erleben, wie sich ihre Seelen nach ihrem 33. Lebensjahr allmählich aus ihrem Körper zurückziehen. Ihre seelenlosen Körper – die über einen automatisierten Verstand verfügen – werden dann von Dämonen besetzt werden.

Warum ausgerechnet die Zahl 33? Weil die geistigen Kräfte, die wir bei unserer Geburt von der Geistigen Welt mitbekommen haben, nur noch für die ersten 33 Jahre unseres Lebens ausreichen. Nach unserem 33. Lebensjahr müssen wir die geistigen Kräfte, die wir uns im Leben selbst erarbeitet haben – also im Rahmen von Enttäuschungen, Leid in unserem Leben und bei der Arbeit an uns selbst – einsetzen. Diese selbst erworbenen Kräfte werden uns befähigen, auch über unser 33. Lebensjahr hinaus weiter auf der Erde zu leben. Wer diese Kräfte nicht entwickelt – wer nicht an sich arbeitet – wird erleben, dass seine Seele seinen Körper verlässt und in die niedere Astralwelt zurückkehrt. Der physische Körper und der Ätherleib, die auf der Erde zurückbleiben, werden dann ein willkommenes Geschenk für die Dämonen sein.

Fazit

Zusammenfassend lässt sich die Regentschaft von Oriphiel anhand der folgenden Punkte charakterisieren:

- Insgesamt wird sich die Regentschaft von Oriphiel von 2250 bis 2600 erstrecken.
- Es wird eine Zeit sein, in der die Menschen lernen müssen, zu vertrauen, anstatt in Angst zu verfallen.
- In Bazillen und Viren werden sich dunkle geistige Kräfte verkörpern, die uns Angst einflößen werden. Auch diese Angst werden wir mit der Kraft des Vertrauens bekämpfen müssen.
- Während der vorangegangenen Regentschaft Oriphiels fand die Geburt von Jesus statt. Dreißig Jahre später, bei der Taufe im Jordan, vollzog sich die Inkarnation des Christus in dem Menschen Jesus. Während der bevorstehenden Regentschaft von Oriphiel werden immer mehr Menschen eine Erfahrung mit dem ätherischen Christus machen: Sie werden ihn sehen, seine Liebe spüren und für immer von ihm berührt werden.
- Die große Finsternis, die in der Zeit von Oriphiel auftreten wird, wird die Geburtswiege des ätherischen Christus sein: Das hohe Licht wird in der tiefsten Finsternis geboren werden.
- Unser Gedächtnis wird sich verschlechtern. Doch bei denjeni-

gen, die dafür offen sind, wird es durch ein neues Gedächtnis ersetzt werden, das sich nicht so sehr an Fakten erinnert, sondern vielmehr die großen Zusammenhänge erkennt.

- Darüber hinaus erhalten diejenigen, die sich geistig entwickeln, ein neues Reinkarnationsgedächtnis, das imstande ist, die Erinnerungen an frühere Leben zu speichern.
- Die Herausforderungen, mit welchen uns Oriphiel konfrontiert, beinhalten im Wesentlichen die Aufforderung, unser individuelles Ich zu entwickeln und mehr zum Individuum als zum Teil einer Gruppenseele zu werden. Jung spricht in diesem Zusammenhang vom „Individuationsprozess". Diesen Prozess müssen wir bereits jetzt durchleben. Doch er wird durch Oriphiel erneut belebt werden, und zwar noch eindringlicher, als er uns heute präsentiert wird.
- Es werden gigantische Maschinen gebaut werden. Manche von ihnen werden negative geistige Wesen anziehen, weil sie ohne Liebe und Freude hergestellt sind; andere werden gute Wesen anziehen.
- In unserem 33. Lebensjahr werden diejenigen, die nicht an sich selbst arbeiten und keine Geisteskraft erworben haben, erleben, dass ihre Seele den Körper verlässt. Sie werden dann als seelenlose Wesen mit einem roboterartigen Intellekt weiterleben und ein willkommenes Zuhause für Dämonen werden.
- Kurzum: Es wird keine leichte Zeit sein, doch sehr wohl eine Zeit, in der wir gerade deshalb große geistige Gewinne erringen können.
- Es wird eine Zeit sein, in der jeder, der dafür offen ist, die intensive Freude einer Begegnung mit dem ätherischen Christus, der Essenz der höchsten Liebeskraft, erleben kann.

Die Regentschaft von Anael: 2587 bis 2941

Eine Zeit der Ideale

Anael ist der Erzengel, der die Nachfolge Oriphiels als Regent antritt. Seine Regentschaft beginnt um 2587 und endet um 2941. Er ist mit dem Planeten Venus verbunden. Infolgedessen fließen während seiner Regentschaft die besonderen Venuskräfte der Liebe in die Seelen der Menschen ein. Venus ist aber nicht nur die Göttin der Liebe, sie macht uns auch empfänglich für Schönheit, Poesie und Musik. Man könnte die Schwingung, die von Anael ausgeht, mit der Stimmung in der Pubertät, der Zeit zwischen dem 14. und 21. Lebensjahr, vergleichen. Jugendliche in der Pubertät schreiben häufiger Gedichte als Erwachsene und stehen erwartungsvoll im Leben, auf der Suche nach Liebe und einer sinnvollen Verwirklichung. Sie leben oft noch ganz in der Welt der Ideale. Anaels Regentschaft wird daher auch diese Schwingung ausstrahlen.

Dies macht deutlich, dass die Regentschaft von Anael dank der Kräfte der Liebe, des Wunsches nach Schöpfung und der Sehnsucht nach Schönheit eine positive Zeit sein wird: Dies sind nämlich genau die Inspirationen, die von Anael ausgehen. Daher wird seine Regentschaft eine Zeit

- hoher Ideale und religiöser Impulse
- großer Opfer, die aus Liebe erbracht werden
- und starker künstlerischer Impulse.

In der vorangegangenen Regentschaft von Anael – von der Mitte des zweiten bis ins fünfte Jahrhundert hinein – können wir bereits Anzeichen für die Opfer und Taten der Liebe finden, zu welchen Anael die Menschen inspirierte. Es war die Zeit, als irische Mönche in die Welt hinauszogen, um überall das keltische Christentum zu verbreiten. Sie wurden dazu von einem inneren Impuls getrieben, dem sie unausweichlich Folge leisten mussten, auch wenn sie unterwegs viele Opfer bringen mussten – sogar das Opfer eines gewaltsamen Todes.

So zog Columban der Jüngere (540-615) mit zwölf Mönchen nach Frankreich und gründete sein erstes Kloster in den Vogesen. Später gründete er Klöster in Metz und Bregenz. Noch später gründete er in Norditalien in Bobbio ein Kloster, das zu einem der größten Italiens werden sollte. Columban war nicht der einzige irische Mönch, der sich zu dieser Zeit auf Wanderschaft begab. Andere irische Mönche drangen beispielsweise nach Österreich (Wien), Polen (irische Handschriften sind in Warschau aufgetaucht), Rumänien, Norddeutschland (Hamburg), in die Niederlande und nach Süditalien vor. Das zeigt, wie stark der Impuls war, der von Anael ausging.

Daran lässt sich ablesen, wie Anael während seiner vorhergehenden Regentschaft die irischen Mönche dazu inspirierte, die Außenwelt zu erkunden und überall Erneuerung hinzubringen. In seiner nächsten Regentschaft wird etwas Ähnliches geschehen. Dann werden sich die Menschen, die diese Erneuerung bringen, vor allem auf die innere Entwicklung konzentrieren. Sie werden die Menschen dazu aufrufen und ihnen darin als Vorbild dienen, denn die Regentschaft Anaels wird eine Zeit der Mystik und eines neuen inneren Bewusstseins werden.

Dabei ist es faszinierend, dass viele Menschen aus unserer Zeit erst zu Zeiten von Anael neu inkarnieren werden. Dazu werden zum Beispiel auch Menschen gehören, die sich der Spiritualität verschrieben haben, die unter anderem unter dem Begriff „New Age" bekannt geworden ist. Sie werden sich in diesem kommenden Leben erneut der Spiritualität widmen und dabei ihre mystische Veranlagung vertiefen und stärken. Dies ist übrigens ein wunderbares Beispiel dafür, wie wir Menschen oft in Gruppen von Gleichgesinnten und Menschen, die wir bereits kennen, für eine neue Inkarnation auf die Erde kommen.

Die Transformation des Denkens

Im vorigen Kapitel haben wir gesehen, wie unser Gedächtnis in der Zeit von Oriphiel verfallen und gleichzeitig auch wieder erneuert werden wird. Das Gleiche gilt für unsere Intelligenz: Auch sie wird in der Zeit von Oriphiel abnehmen und verfallen. Alles, was bei unserem Denken zum Geistigen hin tendiert, wird ihm ausgetrieben werden. Dies wird zum Teil auf die stetig zunehmende Strahlungserhöhung zurückzuführen sein. Dadurch wird unser Denken immer intellektueller werden. Dieses spröde Denken wird sogar die Thermik der Erdatmosphäre beeinträchtigen und schädigen. Die daraus resultierende Schädigung der Erdatmosphäre wird infolgedessen zu heftigen Vulkanausbrüchen führen. Dies ist ein weiteres Beispiel dafür, dass unsere geistige (Lebens-)Einstellung große Auswirkungen auf die Erde hat. Für die Zukunft wird es von entscheidender Bedeutung sein, ob wir diesen Zusammenhang erkennen und verstehen werden. In der heutigen Zeit hat die Menschheit fast völlig vergessen, dass unser Denken einen direkten Einfluss auf den Organismus der Erde hat.

Im Zeitalter von Anael wird unser Denken Veränderungen unterworfen sein, jedoch auf eine andere Weise als im Zeitalter von Oriphiel. Ein rein intellektualistisches Denken, das keine Moral kennt – und deshalb nicht aufrichtig ist, nicht nach der Wahrheit und nicht nach dem Guten strebt – wird mehr und mehr gelähmt werden. Ein Mensch, der keine Moral hat, wird irgendwann keinerlei intellektuelle Fähigkeiten mehr besitzen und somit nicht mehr imstande sein, richtig zu denken. Im Gegensatz dazu werden diejenigen, die diese Moral in ihrem Leben erstreben, fähig sein, ein tugendhaftes Denken zu entwickeln, das wahr, gut und aufrichtig ist.

Außerdem wird bei den Menschen, die ein solches tugendhaftes Denken anstreben, etwas Besonderes mit ihrem Denken geschehen. Da sie in der Zeit von Anael leben, wird dieses Denken durch die von Anael ausgehende Kreativität in ein kreatives, schöpferisches Denken umgewandelt. Dieses kreative Denken befähigt die Menschen dann auch spirituell zu denken. So, wie Rudolf Steiner im zwanzigsten Jahrhundert das klare, logische Denken seiner Zeit in ein spirituelles Denken verwandelt hat, werden alle Menschen, die dies möchten, in der Zeit von Anael imstande sein, ihr Denken in ein spirituelles Denken zu verwandeln.

Es wird also zu einer Spaltung zwischen den Menschen kommen, die um eine Tugendhaftigkeit bestrebt sind und deshalb umso besser – spirituell – denken können, und den Menschen, die immer dümmer werden, weil sie keine Tugendhaftigkeit besitzen oder anstreben.

Außerdem werden die Menschen, die tugendhaftes und spirituelles Denken entwickeln, ganz automatisch die Kräfte der Bewusstseinsseele erhalten. Ihr neues Denken bildet den Nährboden für die Kräfte der Bewusstseinsseele. Das ist Anaels Art und Weise, wie er den Menschen diese neue Kraft der Bewusstseinsseele schenken möchte.

Soziales Engagement

Die Menschen in Anaels Zeit werden ein instinktives Gespür für Sozialismus haben (nicht im Sinne einer politischen Partei, sondern im Sinne eines sozialen Engagements für andere). Gleichzeitig werden auch die gesellschaftsfeindlichen Kräfte stärker werden. Diese sind notwendig, um unser Ich zu stärken. Dies ist eine Entwicklung, die zu zunehmendem Egoismus führen wird.

Um die Bedeutung dieser gesellschaftsfeindlichen Kräfte und dieses wachsenden Egoismus zu begreifen, muss man sich darüber im Klaren sein, dass die Hauptaufgabe des gegenwärtigen fünften post-atlantischen Zeitalters darin besteht, unser Ich zu entwickeln: Zunächst unser niederes Ich, dann unser höheres Ich, unser höheres Selbst beziehungsweise unseren inneren Christus. Nur wenn unser niederes Ich oder Ego stark genug ist, kann es zum Träger unseres höheren Selbst werden.

Aus all diesen Erkenntnissen ergibt sich ein klarer Auftrag für alle, die heute auf der Erde leben: Wer sich in unserer heutigen Zeit in den Materialismus stürzt und ein legeres, bequemes Leben anstrebt, wird in seinem nächsten Leben feststellen, dass er die Fähigkeit verloren hat, tiefer in die Dinge einzudringen und nachzudenken. In jenem Leben wird er dann von gesellschaftsfeindlichen Kräften und wachsendem Egoismus mitgerissen. Wie wir jetzt und heute leben, hat also große Auswirkungen auf unsere nächste Inkarnation!

Der Missbrauch unserer Freiheit raubt uns die Kraft zu denken

In diesem Zusammenhang ist es unsere Aufgabe, in unserem gegenwärtigen Leben Einblick in das Wesen der Freiheit zu gewinnen, die uns geschenkt wurde. Unsere Aufgabe in diesem Leben ist es, uns bewusst zu machen, wie wir die Freiheit, die uns gegeben ist, nutzen sollten. Um dies zu verstehen, müssen wir uns zunächst der Tatsache bewusst werden, dass die Freiheit, die wir in unserer heutigen Zeit erhalten, nicht nur innere Freiheit bedeutet, sondern immer häufiger auch eine äußere Freiheit. Wir könnten diese äußere Freiheit nutzen, um lediglich nach Bequemlichkeit und Komfort, Besitz und Reichtum zu streben. Das wäre dann ein egoistischer Missbrauch des großen Geschenks der Freiheit. So sollen wir unsere Freiheit nicht ausnutzen. Es ist vielmehr so gedacht, dass wir lernen, diese Freiheit zu nutzen, um anderen zu dienen und zu helfen. Wir werden dann wahrscheinlich weniger komfortabel leben, weil wir lernen müssen, unseren Besitz zu teilen, aber wir leben dann so, wie es die Geistige Welt von uns erwartet: Mit Respekt und Liebe für andere.

Wer in der heutigen Zeit nicht lernt, seine Freiheit so zu nutzen, dass er anderen beistehen und helfen kann, und diese Freiheit nur egoistisch und materialistisch missbraucht, wird in seiner nächsten Inkarnation im Zeitalter Anaels feststellen, dass sein Gehirn die Fähigkeit des Nachdenkens verloren hat. Und noch etwas: Wie wir unsere Freiheit heute nutzen, hat einen entscheidenden Einfluss auf den Verlauf unserer nächsten Inkarnation.

Fazit

Zusammenfassend lässt sich die Regentschaft von Anael mit den folgenden Punkten charakterisieren:

- Insgesamt wird die Regentschaft von Anael von 2600 bis 2950 dauern.
- Es wird eine Zeit der Opfer, der Ideale und der Taten der Liebe sein.
- Die Menschen werden ihre innere Welt entdecken und sie erforschen – zumindest, wenn sie Anaels Impulsen folgen.
- Das rein intellektuelle Denken wird gelähmt. Wer jedoch ein tugendhaftes Denken anstrebt, wird erleben, wie ihm ein kreatives und schöpferisches Denken geschenkt wird.
- Dadurch wird die Entwicklung seines Bewusstseins/ seiner Bewusstseinsseele einen neuen, starken Impuls erhalten.
- Es wird eine Zeit des sozialen Engagements sein.
- Gleichzeitig werden auch die gesellschaftsfeindlichen Gegenkräfte zunehmen, um das Ego zu stärken. Dieses muss schließlich der Träger des höheren Ichs beziehungsweise des höheren Selbst werden.
- Wer sich nicht im Sinn Anaels entwickelt, wird sich im nächsten Leben als Außenseiter fühlen.
- Anael wird uns auffordern, die uns gegebene Freiheit im Guten zu nutzen – also nicht aus Eigennutz, sondern im Dienste des anderen.
- Wer seine Freiheit missbraucht, wird in einer weiteren Inkarnation ein geschwächtes Gehirn haben, das nicht (mehr) fähig ist, die richtigen Impulse aufzufangen und weiterzugeben, und deshalb an Denkkraft verlieren.

- Die Regentschaft von Anael ist also eine inspirierende Zeit, in der wir ein großes geistiges Wachstum erzielen können, wenn wir uns bewusst darum bemühen.

Die Regentschaft von Zachariel: 2941-3295

Eine Zeit der Weisheit und des höheren Denkens

Die Regentschaft Zachariels beginnt um 2941 und dauert bis etwa 3295. Der Erzengel Zachariel ist mit dem Planeten Jupiter verbunden: Die Kräfte dieses Planeten durchströmen ihn und fließen von ihm zu uns weiter. Wir kennen Jupiter auch als die oberste Gottheit der Römer: Er lenkt alle anderen Götter und trifft die wichtigsten Entscheidungen. Bezeichnenderweise wird unser Zeigefinger in der Handlesekunst auch „Jupiter" genannt.

Vom Gott Jupiter gehen Weisheit und gezielte Führung aus. Das gilt auch für die Energien von Zachariel: Er bringt uns einen Impuls der Weisheit, und jeder, der dafür offen ist, kann dank dieser Energien eine höhere Weisheit erlangen. Das Besondere ist auch, dass diese Weisheit mit der Kraft eines höheren, harmonischen Denkens einhergehen wird. Es ist bemerkenswert, dass Zachariel dem Menschen während seiner vorherigen Regentschaft – vom sechsten bis zur Mitte des neunten Jahrhunderts – die Energien geschenkt hat, die es ihm ermöglicht haben, eine persönliche Intelligenz aufzubauen. Jetzt möchte er dieses Denken auf ein höheres Niveau heben und es in ein Denken verwandeln, das von einer höheren Weisheit erfüllt ist. Doch wie immer gilt auch hier: Der Mensch steht vor der Entscheidung, diese Energien zu nutzen oder auch nicht. So besitzt der Mensch die Freiheit, an der Erhöhung seines Denkens zu arbeiten oder auch nicht. Folglich werden auch viele diese Möglichkeit ablehnen und sich lieber dem Erwerb von Besitz, den eigenen Interessen und dem Genuss von Lebensfreuden widmen.

Dank der Gaben von Zachariel kann der Mensch, der diese Gaben gerne in sich aufnimmt und verwirklicht, bereits einen Anfang bei der Umwandlung seines Astralleibes in ein höheres, neues Wesen machen: Das Geistselbst. So kann er schon während der Regentschaft Zachariels erste Erfahrungen damit machen, wie wir Menschen in der nächsten Inkarnation der Erde leben werden, nämlich auf dem Jupiter (einem neuen Planeten und somit nicht auf dem heutigen Planeten Jupiter). Denn dort, auf Jupiter, wird der Mensch seinen Astralleib in sein Geistselbst umwandeln und somit alle seine Triebe und Emotionen in höhere Kräfte transformieren. Während der kommenden Regentschaft von Zachariel dürfen wir schon ein klein wenig von dem spüren, was das dann so alles mit sich bringen wird. Auf diese Weise gibt uns Zachariel einen besonderen Vorgeschmack auf künftige Entwicklungen.

Zunehmende Hellsichtigkeit

Während der Regentschaft von Zachariel wird unser Ätherleib weiter und größer, damit löst er sich noch mehr vom physischen Leib. Wie ich bereits erwähnt habe, ist die Folge einer solchen Entwicklung, dass der Mensch hellseherische Fähigkeiten entwickelt. Dies wiederum bedingt, dass der Mensch in dieser Zeit immer mehr Eindrücke und Bilder aus der Geistigen Welt empfangen wird. Die Menschen werden fähig sein, den Ätherleib des anderen zu sehen. Sie werden zu feinstofflicheren Wahrnehmungen imstande sein. Eine Folge davon ist unter anderem, dass sie den Zusammenhang zwischen den verschiedensten Ereignissen, die ihnen widerfahren, erkennen werden. Sie werden außerdem Vorahnungen von Ereignissen erhalten, die erst einige Tage später eintreten werden.

Deshalb ist es wichtig, dass der Mensch bis dahin einen richtigen Zugang zur Geistigen Welt hat, damit er diese Eindrücke und Bilder verstehen kann. Die Entwicklung dieser neuen Fähigkeit wird erst um das Jahr 4500 abgeschlossen sein und daher noch Jahrhunderte (und viele Inkarnationen) in Anspruch nehmen. Wer jedoch an sich selbst arbeitet und sich auf den Geist konzentriert, wird diese neuen Fähigkeiten bereits viel früher entwickeln können.

Außerdem werden die Menschen dann das Licht wahrnehmen, das von Christus ausgeht. Das wird eine bewegende Erfahrung sein! Weil das Licht Christi aus reiner Liebe besteht, werden die Menschen erleben, dass sie mit diesem Licht wie mit einem Mantel der Liebe bekleidet sind. Das wird hingegen nur demjenigen möglich sein, der an sich selbst arbeitet und eine höhere, innere Entwicklung anstrebt.

Darüber hinaus werden Menschen, die sich auf ein höheres Denken ausrichten, eine Christus-Erfahrung machen, die dem ähnelt, was Menschen in der heutigen Zeit bei einer Nahtod-Erfahrung erleben. Durch alle diese Entwicklungen werden viele erfahren, dass die Worte wahr sind, die Jesus Christus einst zu dem Blinden gesagt hat: „Ich bin das Licht der Welt." Wir sehen also, wie die Menschen in jenen Tagen ihre Unfähigkeit, Christus zu sehen, ablegen und hellsichtig sein werden.

Hinzukommt, dass die Menschen in jener Zeit auch – wenn sie sich gegenseitig betrachten – den Wesenskern der anderen Person erkennen und sich nicht mehr von deren Äußerlichkeiten blenden lassen werden. Dadurch wird sich unsere gesamte Lebenseinstellung ändern.

Der Tod ist ein Freund

Diejenigen, die mit den besonderen Entwicklungen, wie sie in Zachariels Zeit möglich werden, geistig mitwachsen, werden ein anderes Bild vom Tod gewinnen und zu der Erkenntnis gelangen, dass er keine Bedrohung, sondern ein Freund ist. Sie werden erkennen, dass der Tod sie von der Welt der Materie befreien und in das hohe Licht Christi erheben wird, von dem sie schon auf Erden einen Hauch erhaschen durften. Wer nicht spirituell wächst und die Gaben Zachariels nicht verinnerlicht, wird mehr und mehr zum Gefangenen der Todeskräfte werden. Er wird zum Beispiel die toten Kräfte, die von Maschinen ausgehen, mit der Realität verwechseln und sich des Geistes und der Geistigen Welt nicht bewusst werden.

Auch an dieser Entwicklung sehen wir wieder, wie uns die verschiedenen Erzengel während ihrer Regentschaft immer wieder vor die Wahl stellen: „Wollt ihr euch spirituell weiterentwickeln und die damit verbundenen Opfer bringen, oder seid ihr weder bereit, Opfer zu bringen, noch auf das Streben nach kurzfristigen Zielen wie Besitz, Vergnügen und Reichtum, zu verzichten?"

Eine bleibende Verbindung mit den Verstorbenen

Durch die neue Beziehung zum Tod, die in Zachariels Zeitalter möglich wird, werden viele zu der Erkenntnis gelangen: Unsere geliebten Verstorbenen bleiben auch nach ihrem Tod mit dem irdischen Leben verbunden und wirken durch die Lebenden auf die Erde ein.

Schließlich leben sie jetzt in einer höheren Welt, in der sie von den Beschränkungen befreit sind, die unser physischer Körper mit sich bringt. Infolgedessen sind sie nun imstande, die Zukunft der Erde und der Menschheit zu überblicken und ihre Lieben, die auf der Erde zurückgeblieben sind, aus dieser Zukunftsvision heraus zu inspirieren. Die geliebten Menschen, die dafür offen sind, werden zu einem Instrument der Verstorbenen werden und fähig sein, deren Eingebungen zu empfangen, um sie hier auf Erden umzusetzen.

Die Menschen werden daher in der heutigen Zeit lernen müssen, mit den Verstorbenen zusammenzuarbeiten, ihnen Fragen zu stellen und die Erkenntnisse, die sie von den Verstorbenen erhalten, im täglichen Leben anzuwenden. Es liegt auf der Hand, dass eine solche Lebenseinstellung die Art und Weise, wie die Menschen das irdische Leben betrachten, gründlich verändern wird. Die Menschen werden über das irdische Leben hinausschauen und für die Einflüsse des Kosmos, insbesondere auch die der Sonne, sensibilisiert werden.

Es ist faszinierend zu sehen, dass solche beeindruckenden Entwicklungen bereits Jahrhunderte zuvor vorbereitet werden. In der Vergangenheit hatte ich beispielsweise als Krankenhaus-Seelsorger regelmäßig Gespräche mit trauernden Angehörigen. Mehr als einmal habe ich dabei eine besondere Erfahrung gemacht: Die Hinterbliebenen standen mit dem Verstorbenen in Kontakt und erhielten regelmäßig Botschaften von ihm oder ihr. Das geschah nicht immer, aber doch oft genug, um mich zum Nachdenken zu bewegen. Erst als ich von den kommenden Veränderungen in der Zeit Zachariels gelesen hatte, dämmerte mir, dass diese Menschen bereits etwas von dem erleben durften, was in tausend Jahren „normal" sein wird.

Interessanterweise fügten die meisten Leute, die mir davon erzählten, hinzu, dass sie eigentlich mit niemandem darüber gesprochen haben – und zwar deshalb, weil die Menschen solchen Erfahrungen keinen Glauben schenken und sie nicht ernst nehmen würden. Sie hätten solche abweisenden Reaktionen nicht ertragen können, weil diese Erfahrungen für sie selbst so heilig und sogar lebensentscheidend waren, geradezu lebensentscheidend in dem Sinne, dass es ihren Blick auf die großen Fragen von Leben und Tod verändert hat. Deshalb zogen sie es vor, lieber dazu zu schweigen.

Wer einmal einen Blick für zukünftige Entwicklungen bekommen hat, macht regelmäßig solche Erfahrungen: Man merkt, wie alle möglichen zukünftigen Entwicklungen schon jetzt in aller Stille und für die meisten Menschen unsichtbar vorbereitet werden. Wenn Sie beginnen, sich dessen bewusst zu werden, verändert sich Ihr Leben: Sie erkennen, dass Sie sich in einem gewissen Entwicklungsprozess befinden, zu dem Sie selbst beitragen können. Das gibt Ihrem Leben einen tiefen Sinn.

Eine kontinuierliche Entwicklung oder ein Rückfall

All diese oben genannten Entwicklungen werden es den Menschen, die zur Zeit der Regentschaft von Zachariel leben, ermöglichen, ihre Bewusstseinsseele weiterzuentwickeln. Auch Zachariel bietet in seiner Regentschaftszeit – wie auch die Erzengel vor ihm – den Menschen die Möglichkeit, ihr Bewusstsein/ihre Bewusstseinsseele weiter zu entfalten, das heißt, die Fähigkeit zu entwickeln, hinter die Dinge zu blicken. Dadurch erhalten sie einen tieferen Einblick in ihr eigenes Inneres, aber auch in das der anderen. Diese Entwicklung ist notwendig, um den nächsten Schritt in der Evolution oder in der Entwicklung des Menschen machen zu können.

Leider wird es auch während der Regentschaft von Zachariel viele Menschen geben, die sich dieser kontinuierlichen Weiterentwicklung nicht anschließen wollen und sich stattdessen der Entwicklung verschließen, die Zachariel möglich machen wird. Sie werden in alte Lebensmuster zurückfallen. Sie werden beispielsweise nach Macht streben und die spirituelle Veranlagung der Kinder durch Impfungen blockieren. Andere werden nur noch für ihre eigenen Interessen leben wollen, was furchtbare Folgen für die Menschheit haben wird. Wieder andere, insbesondere im Osten, werden sich von allem Irdischen abwenden, um in einer rein religiösen Welt zu leben, in der die Erde vergessen ist. All dies wird einen Rückfall in frühere Lebensmuster bedeuten, die damals vielleicht sinnvoll waren, aber jetzt, an diesem Punkt der Evolution, keinen Sinn mehr ergeben.

So wird es zu einem immer stärkeren Kampf zwischen verschiedenen Lebenseinstellungen kommen: Zwischen Menschen, die bestrebt sind, sich im Geiste Zachariels weiterzuentwickeln, und solchen, die in alte, überholte Lebensmuster zurückfallen. Auch hier zeigt sich, dass die Regentschaft Zachariels mit einem geistigen Kampf verbunden sein wird: Werden sich die Menschen des Geistes und der Geistigen Welt bewusst werden, oder werden sie sich nur noch der Materie – und damit dem Besitz, der Macht und dem Wohlstand – widmen?

Fazit

Zusammenfassend lässt sich die kommende Regentschaft von Zachariel wie folgt charakterisieren:

- Die Regentschaft von Zachariel wird weltweit von 2941 bis 3295 andauern.

- Unsere Sichtweise der Dinge wird sich durch die Fähigkeit der Wahrnehmung der ätherischen Sphäre verändern: Wir werden Vorahnungen bekommen, wir werden imstande sein, die Zusammenhänge von Ereignissen, die uns widerfahren, zu erkennen und zu verstehen, und wir werden lernen, unser eigenes Inneres und das der anderen viel besser zu verstehen.
- Zachariel wird uns ein höheres Denken voller Weisheit schenken.
- Er wird uns darauf aufmerksam machen, wie wir mit unseren geliebten Verstorbenen zusammenarbeiten und ein Kanal für sie sein können.
- Er wird die Menschen, die dafür offen sind, das Licht, das von Christus ausgeht, erleben lassen. Das wird ihr Leben – ebenso wie auch ihre nächsten Inkarnationen – für immer verändern.
- Die Menschen werden die Erfahrung machen, dass der Tod im Grunde ihr Freund ist.
- Auch Zachariel schenkt uns – ebenso wie die Erzengel, die ihm als Regenten vorausgingen – die Möglichkeit, unsere Bewusstseinsseele zur weiteren Entfaltung zu bringen.

Die Regentschaft von Raphael: 3295-3649

Raphael als kosmischer Arzt

Der Erzengel Raphael ist mit dem Planeten Merkur verbunden. Wegen der heilenden Eigenschaften, die von Merkur ausgehen, wird er auch „der große kosmische Arzt" genannt. Er herrschte zuvor schon von der Mitte des neunten bis ins zwölfte Jahrhundert hinein. Zu jener Zeit war die Seele des Menschen durch den zunehmenden Materialismus erkrankt. Indem er dem Christentum einen Impuls gab und die Menschen ermutigte, persönliche Gefühle zu entwickeln, wirkte Raphael heilend auf die Menschen.

Wie damals werden auch während der kommenden Regentschaft von Raphael viele Menschen krank sein, und zwar geistig krank, ohne es selbst zu merken. Das liegt daran, dass sich die meisten von ihnen nicht einem spirituellen Leben verschrieben hatten und in einer materialistischen und kapitalistischen Lebenseinstellung steckengeblieben sind. Sie sind sich der Geistigen Welt nicht bewusst geworden, halten die Erfahrungen, die immer mehr Menschen mit dem ätherischen Christus machen, für ein Märchen und haben nicht an der Entwicklung ihres Bewusstseins/ihrer Bewusstseinsseele gearbeitet. Sogar in ihren früheren Leben zur Zeit der Regentschaften von Oriphiel, Anael und Zachariel waren sie unbewusst. Während Raphaels Regentschaft ergeht erneut der

Aufruf an sie, aufzuwachen und sich der Geistigen Welt gewahr zu werden.

Ein entscheidender Übergang

Die Evolution, die Entwicklung der Menschheit, wird während der Regentschaft Raphaels auf einen Höhepunkt zusteuern: Eine neue Kulturepoche steht bevor, und der Mensch muss bereit sein, den Sprung in das neue Lebensbewusstsein dieser Epoche zu wagen. Es wird eine Zeit sein, in der das esoterische Christentum zu seiner wahren Bestimmung erblühen und seine (jetzt noch weitgehend verborgene) Schönheit offenbaren wird. Ein Christentum, das universell ist und alle Menschen, gleich welcher Überzeugung und Religion, einschließen wird. Alle werden sich darin aufgehoben fühlen: Muslime, Humanisten, Buddhisten und andere. Es wird also in der Tat ein ganz anderes Christentum sein als das, das wir gegenwärtig kennen. Im heutigen esoterischen Christentum stecken bereits die Impulse für jenes neue Christentum, das in der nächsten Kulturepoche (3573 bis 5733) geboren werden wird. Zur Zeit der Regentschaft von Raphael wird der Mensch ein weiteres Mal vor eine grundlegende Entscheidung gestellt. Es ist, als ob er jeden Menschen persönlich anspricht und zu ihm sagt: „Ändere deine Einstellung, wache auf und mache dich bereit, den Übergang in eine neue Kulturepoche bewusst zu vollziehen."

Während seiner künftigen Regentschaft wird er die Menschen (die dafür offen sind) vor allem in moralischer Hinsicht heilen, und zwar von ihrem Egoismus, ihrem einseitigen Materialismus und ihrer Bequemlichkeit. Darüber hinaus wirkt er aber auch heilend auf ihre physischen Körper ein. Würde er dies nicht tun, so wären die Körper der Menschen noch viel verfallener, als sie es zu diesem

Zeitpunkt ohnehin schon sein werden. So wird Raphael alle seine spirituellen Kräfte als kosmischer Arzt einsetzen und Heilung bringen, wo immer es nur möglich ist; denn jetzt, so weiß er, steht die Entscheidung bevor.

Wissenschaft, Kunst und Religion werden eins

Die Inspiration, die von Raphael ausgeht, wird den Menschen helfen, sich der Geistigen Welt wieder bewusst zu werden. Er wird die Aufmerksamkeit ihrer Seele von der sinnlichen Welt zu den geistigen Wesen lenken, die die Sterne bewohnen. Schließlich ist Raphael mit Merkur verbunden, und dieser ist der Götterbote – er vermittelt zwischen Himmel und Erde, zwischen Menschen und Geistwesen.

Infolgedessen wird von Raphael ein starker Impuls ausgehen, um Wissenschaft, Kunst und Religion wieder zu vereinen. Bei der Homöopathie und der anthroposophischen Heilkunde, wie sie heute bekannt sind, erkennen wir, dass dazu bereits ein wichtiger Ansatz gegeben ist. Diese Entwicklung wird sich während der Regentschaft Raphaels verstärken und ein Gegengewicht zu dem rein materialistischen Denken bilden. Gegenwärtig gibt es Menschen – zum Beispiel Homöopathen, anthroposophische Ärzte und viele andere – die als Vorläufer bereits jetzt das Fundament für diese kommenden Entwicklungen im Zeitalter von Raphael legen.

Liebe für alle und jeden

Raphael wird jedem, der sich ihm öffnet, eine höhere Liebeskraft schenken: Die Liebe zum Einzelnen oder zur eigenen Familie wird zu seiner Zeit erhöht und in eine Liebe zu allen Menschen verwandelt werden. Das ist tatsächlich eine bedeutende Entwicklung, die in unserer heutigen Zeit bereits vorbereitet wird: Viele Menschen sind sich nämlich bewusst, dass wir zu einer Liebe heranwachsen müssen, die bedingungslos ist und sich auf alle Menschen erstreckt. Man hört immer öfter den Begriff „bedingungslose Liebe“. Doch es ist wichtig, sich klarzumachen, dass wir zwar darüber reden können, dass es aber im Grunde nur äußerst wenigen Menschen gelingt, eine solche bedingungslose Liebe auszustrahlen. Die Kräfte unseres Egos sind noch viel zu dominant.

Um die Geburt dieser bedingungslosen Liebe vorzubereiten, möchte Raphael, dass wir den nächsten Schritt tun: Er möchte uns vom Radikalismus – der die Menschen spaltet – vom begrenzten Gruppendenken und von der Vorstellung befreien, dass es nur um die Familie oder Menschen desselben Glaubens geht, und alle anderen Menschen Fremde sind. Wir müssen ganz bewusst einen Schritt tun, der es uns ermöglicht, unsere Liebe auf alle Menschen auszudehnen, also auch auf Fremde, Feinde und Andersdenkende. Jeder, der versucht, diese höhere, bedingungslose Liebe nach und nach in sich zu verwirklichen, wird feststellen, dass er nicht mehr glücklich sein kann, wenn andere Menschen es nicht auch sind.

Neue Gruppenbildung und neue Gruppenseelen

Die „alten“ Gruppen, die sich auf der Grundlage von Religion, Herkunft, Verwandtschaft (wie etwa Familie) gebildet haben, werden zunehmend auseinanderfallen. Die ersten Anzeichen dafür sehen wir bereits in unserer Zeit: Die Kirchen leeren sich, die Gewerkschaften verlieren immer mehr Mitglieder, und die Zahl der Konflikte innerhalb der Familien und Haushalte nehmen rasant zu. Diese Entwicklung habe ich bereits angesprochen.

Anstelle dieser alten Gruppen werden die Menschen eine andere, eine neue Möglichkeit finden, um sich miteinander zu verbinden – und zwar in völliger Freiheit. Zu Raphaels Zeiten werden die Menschen nämlich auf der Basis von Gleichgesinntheit zusammenkommen: Sie werden die gleichen Erkenntnisse, Ideale und Ansichten haben und diese miteinander teilen. Sie werden sich alle zu einer Gruppe zusammenschließen und dabei dennoch ihre Freiheit und Individualität voll und ganz bewahren. Durch solche neuen Gruppen werden höhere Wesen wirken. Sie werden die neue Gruppenseele dieser Gruppen bilden.

Schon heute finden sich vereinzelt Gruppen, die sich auf der Basis dieser neuen Art, sich mit anderen zu verbinden, bilden. Dies geschieht auf der Grundlage gemeinsamer Ideale, wie etwa Vereinigungen, die sich mit dem Klima befassen, oder Vereinigungen, in welchen die Mitglieder gemeinsame spirituelle Ideale und Erkenntnisse teilen.

Bei der Beschrcibung früherer Regentschaften habe ich bereits die Erscheinungen des ätherischen Christus erwähnt. Während der Regentschaft von Raphael wird die Zahl der Christus-Erscheinungen stark zunehmen, ebenso wie die damit verbundenen Licht-Phänomene. Andere wiederum werden diese Erscheinungen und Licht-Phänomene immer noch als Illusion und Selbsttäuschung abtun. Dies wird zu einer weiteren Spaltung der Gesellschaft führen, die immer tiefer werden wird.

Der Höhepunkt rückt näher

Die Entwicklung der Menschheit wird zu diesem Zeitpunkt immer deutlicher einem Höhepunkt zusteuern, ebenso wie die Spaltung zwischen Menschen, die sich den Inspirationen Raphaels anschließen, und jenen, die sich dagegen wehren und alles beim Alten lassen wollen: Sie werden in einem rein intellektualistischen Denken, in einem oberflächlich materialistischen Leben und in einem trivialen Denken verharren, in dem sie davon ausgehen, dass der Tod definitiv das endgültige Ende ist.

Bei denjenigen, die Raphaels Inspirationen folgen, werden wir beobachten können, wie ihr Denken mehr und mehr zu einem lebendigen, kreativen und phantasievollen Denken wird. Sie werden überall auf der Welt eine stille Bruderschaft, Schwesternschaft oder menschliche Gemeinschaft bilden, in der sich die Menschen eng miteinander verbunden fühlen – und zwar auf der Grundlage ihrer gemeinsamen Ideale. Sie werden sich gegenseitig inspirieren, um den Erkenntnissen Raphaels treu zu bleiben, trotz aller Widerstände, Verurteilungen und Bosheiten, mit welchen sie beständig konfrontiert werden. Sie werden immer intensiver die lebendige Verbindung mit der Geistigen Welt, mit dem ätherischen Christus und mit ihren geliebten Verstorbenen erleben, welche sie als Kanal benutzen.

Es ist diese Bruder-Schwester-Beziehung, die Raphael nutzen wird, um seine heilenden Inspirationen in die Gesellschaft einfließen zu lassen. Auf diese Weise hofft er, diejenigen erreichen zu können, die innerlich noch immer taub sind und oberflächlich und gedankenlos weiterleben.

Es ist wie ein letztes Ringen, bevor die Entscheidungen zu fallen beginnen.

Wie sich der kleine Hüter ankündigt

Im Jahr 3573 geht die fünfte post-atlantische Kulturepoche zu Ende. Es kommt zu heftigen Katastrophen und Umwälzungen. Warum sind diese nötig? Die Menschheit wird wieder neue Schritte auf dem langen Weg ihrer Entwicklung gehen müssen. Daher muss die alte Kulturepoche nun einer völlig neuen weichen, die radikal anders sein wird und daher von Grund auf neu aufgebaut werden muss.

Diejenigen, die ihre Bewusstseinsseele entwickelt haben, die eine innere Verbindung zur Geistigen Welt hergestellt und ein lebendiges Denken erlangt haben, werden die Grundlage für die Kultur bilden, die als die sechste post-atlantische Kulturepoche aufgebaut werden wird. In dieser Kultur werden Brüderlichkeit und Schwesternschaft im Mittelpunkt stehen – und damit die brüderliche oder schwesterliche Liebe aller Menschen zueinander. Darüber hinaus wird in jener Zeit auch die lebendige Zusammenarbeit mit der Geistigen Welt eine Selbstverständlichkeit sein.

Bei jedem Übergang in eine neue Lebensphase sind wir mit innerem Aufruhr, negativen Emotionen und dem hartnäckigen Gefühl konfrontiert, dass die Dinge anders sein sollten. Man denke allein daran, was Menschen in der Menopause oder in einer Midlife-Crisis erleben. Wir sprechen dann davon, dass wir in einer solchen Zeit dem kleinen Hüter der Schwelle begegnen. Diese Gefühle wollen uns sagen: Bevor wir in den nächsten Lebensabschnitt eintreten können, müssen wir uns zunächst den geistigen Hausaufgaben stellen, die wir nicht erledigt, und den Lektionen, die wir noch nicht gelernt haben. Können wir zum Beispiel noch nicht auf eigenen Beinen zu stehen, werden wir in dieser Phase mit Herausforderungen und Problemen konfrontiert, die uns dazu bringen, diese vergessene Lektion noch zu lernen. Wenn wir unsere Gefühle aus Angst vor Empfindsamkeit und Sentimentalität unterdrückt haben, dann werden diese unterdrückten Gefühle nun doch noch mit großem Aufruhr an die Oberfläche treten. Der kleine Hüter der Schwelle möchte uns damit also auf den neuen Lebensabschnitt vorbereiten, der uns erwartet.

Was auf diese Weise im Leben eines Individuums geschieht, findet auch im großen Ganzen der Entwicklung der Menschheit statt. Jedes Mal, wenn die Menschheit einen Übergang in eine neue Entwicklungsphase erlebt, wird der kleine Hüter in Erscheinung treten.

Das Ende der fünften post-atlantischen Kulturepoche

Die Menschen, die um das Jahr 3573 auf der Erde leben werden, wenn die fünfte post-atlantische Kulturepoche zu Ende geht, werden also ebenfalls diesem kleinen Hüter begegnen. Doch nur diejenigen, die erwacht sind, die an sich gearbeitet und ein lebendiges Denken erworben haben, werden diesem kleinen Hüter bewusst begegnen. Er wird klar erkennen, welche Lebenslektionen die Menschheit in der Vergangenheit ausgelassen hat. Für jeden persönlich wird diese Begegnung bedeuten, dass wir nun bewusst alles loslassen können, was uns daran hindert, zur lebendigen Saat zu werden, aus der die neue Kultur emporsprießen wird.

Diejenigen, die immer noch schlafen, werden dem kleinen Hüter nicht bewusst begegnen. Stattdessen wird Ahriman sie angreifen, ohne dass sie sich dessen bewusst sind – schließlich glauben sie ja auch nicht an eine Geistige Welt. Er wird ihnen Angst vor den Dingen einjagen, die da kommen werden. Infolgedessen werden sie von allen möglichen dunklen Gefühlen überwältigt: Von Angst, vom Gefühl grundlos gejagt zu werden, von innerer Zerrissenheit und Emotionen, die sie nicht mehr kontrollieren können. Selbst dann besteht noch die Möglichkeit, aufzuwachen und zur Erkenntnis zu gelangen. Selbst dann können sie sich noch der Geistigen Welt, der Kraft der Liebe und eines anderen, kreativen, spirituellen Denkens bewusst werden. In der Bibel wird die neue Kulturepoche in der Offenbarung des Johannes 3, 7-13 beschrieben und dort mit dem Namen „Philadelphia" bezeichnet, was so viel wie „Bruderliebe" oder „Schwesternliebe" bedeutet. Das sagt alles über die Zeit aus, die dann anbrechen wird.

Viele von uns werden mit dabei sein

Um das Jahr 3500 werden viele, die heute leben, wieder auf die Erde zurückkehren, um in einen neuen physischen Körper einzutreten. Wir haben bereits erfahren, dass die Menschen, die jetzt, in der gegenwärtigen Zeit, auf der Erde leben, nach etwa siebenhundert bis achthundert Jahren während der Regentschaft von Anael zurückkehren werden. Aber dann werden sie nach etwa siebenhundert bis achthundert Jahren erneut inkarnieren, und das wird gegen Ende der Regentschaft von Raphael sein.

Also eine Inkarnation in einer entscheidenden Zeit. Werden sie sich zu jenem Zeitpunkt geistig so weit entwickelt haben, dass sie zu denjenigen gehören, die die Saat für eine ganz neue Kulturepoche bilden dürfen? Es ist wichtig, dass wir uns dieser kommenden Entwicklungen bereits jetzt bewusst sind und uns geistig darauf vorbereiten.

All diese Entwicklungen mögen manch einen Leser in Schrecken versetzen; doch das ist nicht nötig. Wir müssen jedoch sehr wohl lernen, dem Leben nicht mit Furcht zu begegnen, sondern mit Staunen auf das zu schauen, was kommen wird. Dann werden wir erleben, dass uns eine tiefe Ehrfurcht vor der liebevollen Führung aus der Geistigen Welt zu erfüllen beginnt, die uns immer wieder mit so viel Geduld und Liebe die Möglichkeit schenkt, zu erwachen und zur Erkenntnis zu gelangen. Wer lernt, die Dinge auf diese Weise zu betrachten, erkennt, wie viel stille Hilfe wir ständig bei den Schritten erhalten, die wir Leben für Leben tun dürfen. Werfen Sie, um sich dieser besonderen Hilfe so konkret wie möglich bewusst zu werden, einen Blick zurück auf Ihr bisheriges Leben: Erkennen Sie darin bereits die stille, doch so entscheidende Hilfe, die Sie in allen möglichen, auch den schwierigen Momenten erhalten haben? Wenn Sie immer wieder mit Staunen und Dankbarkeit über diese unsichtbare Hilfe nachdenken, werden Sie feststellen, dass wir auch bei allen zukünftigen Entwicklungen mit dieser Hilfe rechnen dürfen.

Wenden Sie sich in Stille nach innen und hören Sie, was Ihnen dort gesagt wird: „Du bist ein Kämpfer des Geistes. Indem du dich bewusst auf diesen Kampf einlässt, erwirbst du neue geistige Kräfte, die du für deine weitere Entwicklung so dringend benötigst. Habe keine Angst und gehe voran!“

Eine Verheißung

Im Jahr 3573 – gegen Ende der Regentschaft von Raphael – endet die fünfte post-atlantische Kulturepoche, die im Jahr 1413 begann. Diese Kulturepoche (in der wir jetzt leben) wird in der Offenbarung des Johannes 3, 7-13 bildhaft beschrieben. Diese Beschreibung endet mit folgender Verheißung: „Wer überwindet, soll mit weißen Kleidern angetan werden, und ich werde seinen Namen nicht austilgen aus dem Buch des Lebens, und ich will seinen Namen bekennen vor meinem Vater und vor seinen Engeln." Dies ist eine beeindruckende Verheißung für diejenigen, die die Aufgabe erfüllt haben, die es in dieser Kulturepoche zu erfüllen galt: Sich der Geistigen Welt bewusst zu werden, die Bewusstseinsseele zu erlangen und die Umwandlung ihres Denkens in ein spirituelles, kreatives Denken. Diejenigen, die diese neuen Fähigkeiten erworben haben, werden ganz automatisch mit dem ätherischen Christus verbunden werden. Denn durch diese neuen Fähigkeiten wird unser geistiges Auge geöffnet, und wir sind fähig, die Ausstrahlung des ätherischen Christus wahrzunehmen, die Essenz der wahren und höchsten Liebe. Infolgedessen wird durch diese neue Verbindung mit dem ätherischen Christus unsere Liebesfähigkeit auf eine höhere Ebene gehoben werden. Das ist das große Geschenk, das sich jeder bei den Prüfungen dieser Kulturepoche erarbeiten kann!

Fazit

Zusammenfassend lässt sich die kommende Regentschaft von Raphael wie folgt charakterisieren:

- Raphael ist der große kosmische Heiler. Er wird denjenigen, die dafür offen sind, die Augen für die Existenz der Geistigen Welt öffnen.
- Er wird ihnen ihre Bewusstseinsseele bewusst machen.
- Wissenschaft, Religion und Kunst werden (wieder) eins werden.
- Raphael wird jedem zurufen: „Wach' auf! Dies ist die letzte Chance auf eine Bewusstseinserhöhung."

- Die Entwicklungen münden zu seiner Zeit in einen Höhepunkt: Um 3573 endet die fünfte post-atlantische Kulturepoche. Stürmische Ereignisse werden das mahnende Zeichen für ihr nahendes Ende sein.
- Die Menschheit wird „dem kleinen Hüter der Schwelle“ begegnen. Wer erwacht ist, wird dies bewusst erleben. Wer noch schläft, wird nichts davon begreifen und unbemerkt in die Hände Ahrimans fallen.
- Schon jetzt, in diesem Leben, dürfen wir uns auf unsere künftige Inkarnation während der Regentschaft von Raphael vorbereiten. Dies kann geschehen, indem wir uns der Geistigen Welt bewusst werden und die Verbindung zu unserem (Schutz-)Engel suchen.
- „Wisse, dass du dazu aufgerufen wirst, ein Kämpfer des Geistes zu sein.“

Die sechste post-atlantische Kulturepoche

Es beginnt mit einem erbitterten Kampf

Wir verlassen nun den Überblick über die aufeinanderfolgenden Regentschaften der Erzengel, den wir von Michael über Oriphiel, Anael und Zachariel bis zur letzten Regentschaft von Raphael verfolgt haben, und wenden uns den verschiedenen Kulturepochen zu. Während die Regentschaft der Erzengel jeweils etwa 354 Jahre dauerte, dauern die aufeinander folgenden Kulturepochen jeweils etwa 2160 Jahre.

Wir haben bereits gesehen, dass mit dem Ende der Regentschaft von Raphael auch die fünfte post-atlantische Kulturepoche im Jahr 3573 enden wird. Die anschließende sechste post-atlantische Kulturepoche wird bis etwa 5733 dauern. Das wird eine Zeit werden, in der ätherische Kräfte der Menschheit Impulse der Verjüngung, der Auferstehung und der Wiedergeburt geben werden. Auch das Gegenteil wird eintreten: Diejenigen, die sich nicht innerlich mit dem Geist und der Geistigen Welt verbinden, werden in jener Zeit Kräften ausgesetzt sein, die geradewegs zur Auflösung und zum Verderben führen.

Diese Kulturepoche – die vorletzte – wird also mit einem erbitterten Kampf zwischen diesen beiden gegensätzlichen Lebenseinstellungen enden, mit dem Strebens nach dem Geist oder der Lebenseinstellung eines Menschen, der alles beim Alten lassen will, der überzeugt ist, dass ihm die Materie genügt und der alles Geistige ablehnt. Letztendlich wird der Geist der Liebe in dieser Kulturepoche hervorbrechen und viele erwärmen.

Während dieses erbitterten Kampfes wird Ahriman die Menschen dazu bringen, jedem, der nach Weisheit und spiritueller Erkenntnis strebt, über Injektionen zwanghaft Drogen zu verabreichen. Diese Injektionen sollen das Licht des Geistes in der Seele des Menschen auslöschen. Dieses Beispiel zeigt, dass sich der Kampf, mit dem die neue Kulturepoche beginnt, dann auf seinem Höhepunkt befinden wird.

Der Geist wird als die Essenz des Lebens betrachtet

Der Ätherleib des Menschen wird sich in dieser Kulturepoche noch etwas mehr aus dem physischen Körper zurückziehen. Dadurch kann er sich noch weiter in den Kosmos ausdehnen und sich mit der Geistigen Welt verbinden, so dass der Mensch eine stärkere Verbindung zur Geistigen Welt bekommen wird.

Diese wachsende Verbindung mit der Geistigen Welt wird die Lebenseinstellung des Menschen radikal und entscheidend verändern. Er wird erkennen und verstehen, dass der Geist die Essenz des Lebens ist, und die Materie „nur" der Ausdruck oder die Hülle des Geistes. Infolgedessen wird der Mensch anfangen, in allem, was Materie ist, nach dem Geist zu suchen. Dank dieser großartigen, weitreichenden Entwicklungen wird der Mensch eine völlig andere Lebensauffassung gewinnen als in der vorangegangenen Kulturepoche (der fünften post-atlantischen Kulturepoche, in der wir gerade leben), in der sich der Mensch hauptsächlich auf die Materie konzentrierte und den Geist vergaß.

Die russische Kulturepoche

Die neue Kulturepoche wird „die russische Kulturepoche“ genannt werden. Das ist kein Zufall: Das russische Volk hat schon immer eine enge Verbindung zum *kosmischen Christus* gehabt. Mit anderen Worten: Es sah den Christus immer schon als ein hohes geistiges Wesen an. Der westeuropäische (und später der amerikanische) Mensch hingegen hat seine Aufmerksamkeit immer stark auf den Menschen Jesus und das Leiden, das dieser Mann durchgestanden hatte, gerichtet. Das berühmte Triptychon von Matthias Grünewald in Colmar, das den leidenden Christus am Kreuz so erschütternd menschlich darstellt, ist ein ausdrucksvolles Beispiel hierfür. Das russische Volk dagegen konzentriert sich viel mehr auf Christus als den *Pantokrator*, den allmächtigen Schöpfergeist. Deshalb ist der Christus an der Decke der Kuppeln russischer Kirchen als *Pantokrator* abgebildet. Diese Darstellung zeigt ohne Worte, dass die Russen seit jeher einen stärkeren Fokus auf den göttlichen Christus-Geist gelegt haben als die Westeuropäer und die Amerikaner, die sich hauptsächlich auf den Menschen Jesus konzentrierten.

Es ist daher verständlich, dass der russischen Kultur eine führende Rolle in einer Zeit anvertraut wird, in der es dem Menschen erlaubt sein wird, sich stärker als bisher mit dem Geist zu verbinden. Auch aufgrund seines mystischen Denkens, seiner Sensibilität für die spirituelle Dimension des Lebens und seiner besonderen Ausrichtung auf die Kommunikation mit anderen (und die Geheimnisse, die dabei eine Rolle spielen), ist das russische Volk dafür prädestiniert.

Unser Denken verändert sich

Unser Denken, unser Intellekt, wird sich in dieser Zeit stark verändern. Für die Menschen von heute ist es sogar schockierend zu erkennen, was alles mit unserem Denken geschehen wird. Gleichzeitig ist es aber auch offensichtlich. Mit der umfassenden Digitalisierung, die wir aktuell erleben, wird uns viel vom Denken abgenommen. Wir müssen uns nicht mehr alle möglichen Fakten merken, denn wir können sie einfach online abrufen. Wenn wir Texte in einer Fremdsprache lesen wollen, brauchen wir die Sprache nicht mehr selbst zu beherrschen, ein Online-Programm übersetzt den Text nahezu fehlerfrei.

Allein schon an diesen beiden Beispielen können wir sehen, wie sehr uns das Denken bereits abgenommen wird. Ich vermute, es ist für jeden ersichtlich, dass sich diese Entwicklung in Zukunft nur noch verstärken wird. Die Konsequenz dieser Entwicklung ist jedoch, dass unser Denkvermögen immer mehr nachlässt und schwindet: Wenn man Texte nicht mehr selbst übersetzt, sich nicht mehr alle Fakten merkt und nicht mehr selbst rechnet, trainiert man sein Denkvermögen nicht mehr weiter. Infolgedessen wird es schwächer. Was man an geistigen Kräften nicht täglich durch Training aufrechterhält, schwindet mehr und mehr.

Die Folge dieser Entwicklung ist, dass der Mensch in ferner Zukunft – in der sechsten post-atlantischen Kulturepoche – beginnen wird, seinen Intellekt, sein Denken als eine Fähigkeit zu empfinden, die hauptsächlich außerhalb seiner selbst zu finden ist – im „World Wide Web“. Ahriman findet diese Entwicklung phantastisch, denn durch dieses weltweite Netz wird er das Denken der Menschen viel leichter beeinflussen und zunehmend kontrollieren können. Kurz gesagt: Der Mensch wird dann allmählich beginnen, seinen Intellekt als eine Entität zu erleben, die außerhalb seines Selbst lebt.

Es ist jedoch durchaus möglich, anstelle des schwindenden intellektuellen Denkens ein spirituelles Denken aufzubauen, das nach Weisheit und Einblick in die Welt des Geistes strebt. Da jedoch ein solches weises Denken nicht unbedingt für das tägliche Leben notwendig ist und kein Geld, keine Macht oder keinen Reichtum einbringt, werden viele solch ein Denken auch gar nicht entwickeln. So werden sie nur den Zusammenbruch des intellektuellen Denkens erleben, nicht jedoch den Aufbau eines anderen, höheren Denkens, das Erkenntnis kennt, die Zusammenhänge der Ereignisse begreift und die Gesetze der Geistigen Welt erfasst.

Unser Herz als Leitorgan

In der Zeit des großen Kampfes wird jeder, der dann lebt, vor einer grundlegenden Entscheidung stehen. Dabei geht es um die Frage, ob der Mensch auf die Erkenntnisse, das geistige Wissen und die Bilder von der Geistigen Welt, die ihm durch seinen Ätherleib vermittelt werden, reagieren wird oder nicht. Es ist immer noch möglich, diese besonderen Bilder und Kenntnisse abzulehnen und sie für eine Fantasie oder Halluzination zu halten. Doch man kann dadurch auch geistig wachsen und zu einer tieferen Erkenntnis gelangen, wenn man sich von diesen Bildern und diesem geistigen Wissen belehren lässt.

Wenn Sie diese Möglichkeit jedoch immer wieder ablehnen, verlieren Sie allmählich die Verbindung zu Ihrem Ätherleib und damit zur Geistigen Welt sowie Ihre grundsätzliche innere Orientierung.

Dies wird eine drastische Entwicklung zur Folge haben. Der Verlust dieser lebendigen Verbindung zur Geistigen Welt wird daher in der Offenbarung des Johannes als „zweiter Tod“ bezeichnet.

Wenn Sie sich andererseits jedoch von dem Wissen und den Erkenntnissen aus der Geistigen Welt, die Ihnen durch Ihren Ätherleib vermittelt werden, belehren lassen, werden Sie verstehen, dass Ihr physischer Körper im Grunde ein geistiges Wesen göttlichen Ursprungs ist. Sie werden erleben, wie das esoterische Christentum Ihren physischen Körper immer empfänglicher machen wird, und sich Ihr Herz – und damit auch Ihre Herzenskräfte – immer mehr zum Führungsorgan entwickeln wird.

Die ätherische Form des Christus

Wer – dank der wachsenden Verbindung mit der Geistigen Welt – mit der Weisheit der ätherischen Welt in Berührung kommt, wird dadurch weniger egoistisch werden und mehr Achtung vor den Menschen und den Wesen haben, die mit uns gemeinsam die Erde bewohnen. Die Folgen hiervon werden sich in besonderer Weise bemerkbar machen. In der Tat wird der physische Körper eines solch bewussten Menschen Ausdruck seiner wachsenden tugendhaften Fähigkeiten sein, so dass man an seinem Körper ablesen kann, was für ein Mensch er wirklich ist. Die Vererbung wird immer weniger eine Rolle spielen. Stattdessen wird das Innere eines Menschen ausschlaggebend sein für seine Mimik, seine Körperhaltung und seine Art, sich zu bewegen.

Wer eine stärkere Verbindung mit der ätherischen Welt eingeht, wird dadurch auch eine innige Verbindung mit Christus, der Essenz der wahren Liebe, erlangen. Wir haben bereits festgestellt, dass der Christus in die ätherische Welt hinabgestiegen ist und von dort aus den Menschen erscheint. Immer mehr Menschen werden ihn nun sehen und die Ausstrahlung seiner Liebe spüren dürfen. Sie werden seinen Aufruf an die Menschen aufgreifen, sich füreinander und für alle Lebewesen auf der Erde einzusetzen. Diejenigen, die dies tun, nehmen den Christus-Impuls auf diese Weise in sich auf. Das bedeutet konkret, dass sie *die ätherische Form des Christus* verinnerlichen werden.

Die Menschen werden es daher als göttlichen Auftrag verstehen, sich der Geistigen Welt beständig bewusst zu sein und im Einklang mit ihr zu leben.

Die Gabe des Geistselbst

Menschen, die diese Christus-Erfahrung – und damit diese höheren Erkenntnisse und Ideale – miteinander teilen, werden Gemeinschaften bilden, in welchen Brüderlichkeit oder Schwesternschaft, Gedankenfreiheit und eine spirituelle Wissenschaft praktiziert werden.

Dies ermöglicht es der neuen Kraft des Geistselbst (des transformierten Astralleibs) innerhalb dieser Gemeinschaften, bis in ihre Bewusstseinsseele, den erhabensten Teil ihrer Seele, hinabzusteigen. Über die Bewusstseinsseele hinaus reicht das Geistselbst noch nicht, doch allein schon dies ist eine beeindruckende Entwicklung und lässt den Menschen bereits etwas von dem erfahren, was in der nächsten Inkarnation von Mutter Erde – Jupiter – möglich wird. Denn dort wird sich das Geistselbst nicht nur mit der Bewusstseinsseele verbinden, sondern auch mit den beiden niederen Aspekten der Seele – mit der Verstandesseele und der Empfindungsseele.

Das Geistselbst besteht aus zwei wichtigen Fähigkeiten, und zwar zum einen aus dem gereinigten Astralleib. Dank der geduldigen, beharrlichen Arbeit des Menschen an sich selbst gibt es im Astralleib nun keine unbeachteten Impulse, Instinkte oder unkontrollierten Leidenschaften mehr. Infolgedessen ist dieser gereinigte Astralleib ein anderes, neues Wesen geworden und wird als „Geistselbst" bezeichnet. Zum Zweiten umfasst das Geistselbst auch die Fähigkeit zu höherem geistigen Denken. Dieses höhere Denken wird auch als eine Vertiefung oder Intensivierung des aktuellen esoterischen Wissens bezeichnet.

Marias Geheimnis

Die Reinigung des Astralleibs ist immer von Leid, Tragödien und Seelenschmerz begleitet. Dies wird auch in der sechsten post-atlantischen Kulturepoche der Fall sein, wenn viele diese Reinigung anstreben und sie auch tatsächlich erfahren dürfen.

In der Bibel ist Maria, die Mutter von Jesus Christus, das Symbol dieser Reinigung. Sie wird „Mutter der Schmerzen" oder auch „Mater Dolorosa" genannt, weil sie das Leiden ihres Sohnes bis in seinen tiefsten Kern hinein verstanden und in ihrer Seele mitgetragen hat. Als Mater Dolorosa wird sie mit sieben Schwertern dargestellt, die ihr Herz durchbohren – das Symbol für die sieben Schmerzen, die sie in ihrem Leben erleiden und mittragen musste.

Aufgrund dieses intensiven Leidens geschah etwas Besonderes: Ihr Astralleib wurde gereinigt. Deshalb lautet ihr geheimer oder esoterischer Name Sophia, der Name, der im esoterischen Christentum für den gereinigten Astralleib steht. Daher erwähnt Johannes in seinem Evangelium nirgends den Namen der Mutter Jesu. Johannes tut dies ganz offensichtlich absichtlich. Ohne Worte will er damit deutlich machen, dass seine Mutter zwar Maria genannt wird, dass jedoch ein höheres Wesen in ihr und durch sie wirkt – ja, dass sie ein viel höheres Wesen ist, nämlich Sophia.

Dieses Geheimnis findet sich auch in einem besonderen Ausspruch, den Jesus Christus vom Kreuz herab getan hat. Am Fuße des Kreuzes standen während der Kreuzigung die Mutter Jesu Christi und sein Lieblingsjünger Johannes, der spätere Verfasser des gleichnamigen Evangeliums und der Offenbarung des Johannes. Als er am Kreuz hing, sagte Jesus Christus zu seiner Mutter: „Weib, siehe, das ist dein Sohn!" Und dann sagte er zu Johannes: „Siehe, das ist deine Mutter!" Und dann steht da noch dieser wunderbare Satz im Evangelium: „Und von jener Stunde an nahm sie der Jünger zu sich."[23]

Dieser besondere Ausspruch Jesu Christi bedeutet, dass Johannes das Wesen der Sophia in sich aufnehmen muss. Mit anderen Worten, er muss seinen eigenen Astralleib reinigen und läutern, damit auch dieser zu einem Geistselbst – und damit zu einem gereinigten Astralleib – transformiert wird.

Wenn sein Astralleib gereinigt ist, wird noch etwas Besonderes geschehen: Dann wird dieser Astralleib von oben her durch den Heiligen Geist erleuchtet – oder überschattet – werden. Dieser Geist wird Johannes die Fähigkeit zu einem höheren, geistigen Denken schenken. Auch der Heilige Geist, der Johannes das höhere Denken verliehen hat, wird Sophia genannt. Sophia ist also ein Name mit einer doppelten Bedeutung: Er bezeichnet sowohl den gereinigten Astralleib als auch den Heiligen Geist, der uns die Gabe des höheren Denkens schenkt. Diese doppelte Gabe ermöglichte es Johannes später, sein Evangelium zu verfassen und wiederum später auf Patmos die Visionen zu empfangen und zu verstehen, die er *Prochorus* diktierte, und die in der Bibel als Offenbarung des Johannes überliefert sind.

Maria und Johannes durften bereits etwas von dem erfahren, was auch wir selbst viel später empfangen dürfen, wenn wir in der sechsten post-atlantischen Kulturepoche an der Transformation und Reinigung unseres Astralleibes arbeiten.

Der astrale Christus

In Harmonie mit dem Wesen des anderen

Mit dem Einzug des Geistselbst in unserer Bewusstseinsseele wird eine weitere menschliche Entwicklung möglich werden. Unsere Bewusstseinsseele ist das tragende Fundament, auf dem sich das Geistselbst in uns entwickeln kann. Diese Entwicklung beinhaltet sowohl die Reinigung beziehungsweise Katharsis des Astralleibes als auch das Geschenk einer höheren Weisheit, die vom Heiligen Geist beziehungsweise von der Sophia ausgeht. Dank des Wirkens des Geistselbst in unserer Bewusstseinsseele werden nun ganz neue Entwicklungen möglich werden. Wenn das Geistselbst in die Bewusstseinsseele des Menschen eintritt, wird diese mit einer tiefen Weisheit erfüllt. Es ist die gleiche Weisheit, die der Mensch mit allen anderen Menschen teilen wird, in welchen das Geistselbst aktiv zu werden beginnt. Diese Weisheit erweist sich also als eine gemeinsame Weisheit, die in allen Menschen, die dafür offen sind, lebendig wird.

Dadurch wird der Mensch etwas völlig Neues entdecken. Solange das Ego noch die bestimmende Kraft in seiner Seele war, fühlte er sich anders als andere. Nicht ein einziger Mensch war ihm gleich. Er hatte andere Bedürfnisse, machte andere Erfahrungen, und wenn er traurig war, gab es nur wenige Menschen, die ihn verstehen konnten. Wenn die Kräfte des geistigen Selbst nun in ihm zu wirken beginnen und die gemeinsame Weisheit des Geistselbst ihn erfüllt, wird er sich anders fühlen als zuvor. Er wird feststellen, dass das, was jetzt sein tiefstes Wesen ausmacht, dem tiefsten Wesen der anderen Person entspricht. Außerdem werden sich sein eigener Wesenskern und der des anderen gegenseitig durchdringen und so Frieden und Harmonie schaffen. Das ist eine neue Erfahrung, die dem Mensch dann zuteil wird: In vollkommenem Frieden eins mit dem anderen zu sein.

Das Wirken des Geistselbst

Die Folge dieser Entwicklung wird sein, dass unter all jenen, in welchen das Geistselbst zu wirken beginnt, eine reine Harmonie entsteht, die zu wahrer Brüderlichkeit oder Schwesternschaft führen wird. Darüber hinaus werden alle intellektuellen Gedanken, die noch vorhanden sind, allmählich durch große kosmische und universelle Gedanken ersetzt, die vom Geistselbst ausgehen.
Diese Veränderung im Denken wird sich stark auf Luzifer auswirken. Von ihm haben wir einst unser Wissen erhalten. Doch nun muss er, der sich so eng mit dem Menschen verbunden hatte, miterleben, wie sich dieses Wissen – also *sein* Wissen – in ein liebevolles Wissen verwandelt, das keinen Egoismus kennt, sondern nur Liebe und himmlische Weisheit. Diese Transformation hat auch für ihn Konsequenzen.

Er muss jetzt notgedrungen jenes höhere Denken zulassen, wenn er die Verbindung zu den Menschen nicht verlieren will. Letzteres kann und will er nicht, denn dann hätte er nichts mehr und wäre verloren. So sehen wir, wie wir selbst auf lange Sicht Luzifer erlösen und ihn trotz all seiner Widerstände wieder in die höhere Geistige Weltordnung zurückbringen können. Die obigen Ausführungen zeigen den ersten Anfang dieser großen Entwicklung.

Lernen, anders zu denken

Das vielleicht größte Geschenk des Geistselbst ist es, dass nun der Aufbau des höheren Selbst, des höheren Ichs beziehungsweise des Christus-Ichs möglich wird. Das ist somit die Perspektive, die sich uns bietet. Das ist die Entwicklung, die uns erwartet: Unser Selbst, das vorher nur reines Ego war, wird sich nun in ein höheres Selbst verwandeln.

Allerdings liegen zuvor noch Tausende von Jahren vor uns. Dennoch ist es gar nicht mehr lang hin: Drei oder vier Inkarnationen später befinden wir uns mitten in dieser Entwicklung. Wir müssen lernen, viel weniger vom gegenwärtigen Menschen aus zu denken, sondern viel mehr von dem Wesen aus, das sich immer wieder neu inkarniert, um sich weiter entwickeln zu können. Dieses höhere Wesen ist eng mit unserem höheren Ich verbunden. Daher wird jetzt auch dieses neue Denken möglich: Das Denken aus den verschiedenen Inkarnationen heraus, die wir nacheinander durchlaufen werden.

Die Leere, in die Christus eintritt

Durch die Reinigung oder Katharsis unseres Astralleibs wird es in unserer Seele still werden. Unser höheres Selbst beziehungsweise höheres Ich wird nun die völlige Kontrolle über die drei Kräfte unserer Seele haben: Denken, Fühlen und Wollen. Infolgedessen werden keine unbewussten Impulse mehr auftreten, die für Unruhe sorgen, keine plötzlichen Instinkte mehr erwachen, die Aufmerksamkeit verlangen, und keine Leidenschaften mehr aufflammen, die uns unruhig machen. All diese Instinkte, Impulse und Triebe verursachten Leben für Leben einen ständigen Aufruhr in unserer Seele, wie wir ihn auch in der heutigen Zeit noch so oft erleben. Anstelle dieser Unruhe wird nun eine Stille im Inneren einkehren, eine heilige Stille – eine Stille, die wir auch als Leere beschreiben können. Es ist eine Leere, in der wir beginnen können, die Strahlkraft Christi – den Christus-Impuls – zu erfahren, und in der er ganz allmählich aktiv werden kann. Dies ist vielleicht das größte Geschenk, das der Mensch in dieser Kulturepoche erhalten kann: Der Einzug des Geistselbst ermöglicht das Wirken Christi in unserem Inneren.

Diese besondere Gabe erzielt eine große Wirkung: Wir werden fähig sein – jenseits von Worten – zu hören, was ein anderer Mensch uns eigentlich sagen möchte. Wir werden sensibel für das, was die Menschen uns mitteilen wollen, was sie aber nur schwer in Worte fassen können. Wir werden sensibel für das Herz der anderen Person und werden imstande sein, zu verstehen, was das Herz des anderen uns sagen möchte.

Auch hier hat der Mensch wieder die Wahl, er muss diese Entwicklung nicht mitmachen – schließlich sind wir ja freie Wesen. Doch wenn wir diese Entwicklung zurückweisen und keine Reinigung unserer Seele stattfindet, werden wir wieder auf eine frühere Entwicklungsstufe zurückfallen, und zwar auf die eines Gruppenwesens. Mit anderen Worten, wir werden in die Gruppenseele zurückfallen. Dann werden wir zu Menschen, die tun, was die anderen' tun, oder die tun, was nach Ansicht der Leute' getan werden sollte. Da diese Form der Entwicklung nicht mehr in diese Phase der menschlichen Entwicklung passt, wird sie eine tiefe innere Zerrissenheit verursachen und den Menschen in Angst versetzen.

Der astrale Christus

Wenn wir – dank des Wirkens des Geistselbst – beginnen, den Christus-Impuls, die Ausstrahlung Christi, bis in unsere Seele hinein zu spüren, vollzieht sich eine grundlegende Veränderung: Wir beginnen dann nämlich, den Kern unseres Wesens als etwas außerhalb von uns zu erleben; denn der Kern unseres Wesens ist Christus – das ist es, was unser Geistselbst uns spüren lässt. Wenn wir uns dann auf die Suche nach dem Kern unseres Wesens machen, werden wir natürlich Christus außerhalb von uns selbst begegnen. Indem wir uns auf ihn konzentrieren, werden wir seine Strahlkraft als einen immer stärker werdenden Impuls in unserer Seele erleben.

Wir haben bereits festgestellt, dass wir unser Denken zunehmend als ein Wesen erfahren werden, das außerhalb von uns liegt. Jetzt werden wir auch beginnen, den Kern unseres Wesens als ein Wesen zu erfahren, das außerhalb von uns liegt.
Unterstützt wird diese Entwicklung durch den großen Erzengel Michael, der in dieser Kulturepoche, und zwar zwischen 4300 und 4700, erneut als Regent und damit als führender Erzengel auftreten wird. Er wird vor allem den Entwicklungsprozess unterstützen, der es uns ermöglicht, in Christus den Kern unseres Wesens zu erkennen und zu finden.

Nun wird auch eine Begegnung mit Christus auf eine neue Weise möglich, und zwar als der astrale Christus. Er wird sich in einer Hülle aus Feuer und Licht in der Astralwelt offenbaren. Alle Menschen, die ihn als den Kern ihres Wesens kennengelernt haben, werden ihn dann, eingehüllt in Feuer und Licht, erblicken dürfen. Das wird sie tief berühren und für immer verändern. Von da an wird er sie immer intensiver mit seinem Wesen durchdringen.

Die Begegnung mit dem astralen Christus ist der zweite Schritt auf dem Weg zu „seiner Wiederkunft". Der erste Schritt war sein Abstieg in die ätherische Welt und sein Erscheinen von dieser Welt aus. Der zweite Schritt besteht darin, dass der Christus in die Astralwelt aufsteigt und den Menschen von dort aus erscheint.

Eine neue Polarität

Die sechste post-atlantische Kulturepoche ist in gewisser Weise eine Wiederholung der zweiten post-atlantischen Kulturepoche, auch altpersische Kulturepoche genannt. Es war die Zeit des großen Eingeweihten Zarathustras, der den Menschen die Polarität zwischen Licht und Dunkelheit, zwischen Gut und Böse bewusst machte. Er nannte den Gott des Guten *Ahura Mazda* und den Gott des Bösen *Ahriman.*

Später, in der sechsten post-atlantischen Kultur, werden wir erneut eine Polarität erkennen, und zwar die Polarität zwischen denjenigen Menschen, die sich mit dem Christus verbinden und den Christus als Kern ihres Wesens erfahren, und denjenigen, die in die Gruppenseele zurückfallen, und mit der von der Geistigen Welt geführten Entwicklung nicht Schritt halten. Diese Polarität ist nach zwei Männern in der Bibel benannt, die beide Lazarus genannt werden. Der erste Lazarus ist derjenige, der drei Tage lang in tiefem Koma lag, der aber in jenen Tagen von Jesus Christus initiiert wurde und nach dieser Weihe den Namen Johannes erhielt.[24]

Dieser Johannes war der Lieblingsjünger von Jesus Christus. Er symbolisiert die Gruppe von Menschen, die in Christus den Kern ihres Wesens finden werden. Diese Erfahrung können wir getrost als Initiation bezeichnen.

Die andere Gruppe von Menschen wird durch den anderen Lazarus symbolisiert, der in der Bibel „der reiche Lazarus" genannt wird, der nur für seinen Besitz und Reichtum lebte und sich nicht um andere kümmerte. Er symbolisiert die Menschen, die bald wieder in die Gruppenseele zurückfallen werden, weil sie nicht aufwachen und keine Opfer bringen wollen, um eine höhere Entwicklung zu erreichen.

Die Entstehung dieser beiden Gruppen ist somit eine Wiederholung der Dualität, die im alten Persien entstanden ist, nur auf einer höheren Ebene. Doch nun könnte diese Polarität überwunden werden, und zwar indem die Menschen den Mut finden, sich innerlich dem Geist zu öffnen.

Neue Fähigkeiten kennenlernen

Das neue Christentum, das in der sechsten Kulturepoche entstehen wird, bringt also eine lebendige, wachsende Verbindung mit Christus. Es ist kein „Glaube" in dem Sinne, bestimmte Ansichten haben zu müssen, sondern es ist eine Erfahrung, die man macht – die Erfahrung Christi selbst und damit der höheren, universellen Liebe, die von ihm ausgeht, und mit welcher er jeden umhüllt, der sich mit ihm verbindet.

Durch das Wirken Christi in unserer Seele (den Christus-Impuls) lernt der Mensch dann bestimmte Geheimnisse auf eine Weise kennen, die heute noch nicht möglich wären. Dazu gehören insbesondere die Geheimnisse, die mit dem Geistselbst und den beiden Fähigkeiten verbunden sind, die sich der Mensch später noch aneignen wird – „der Lebensgeist" und „der Geistesmensch". Jetzt wissen wir, dass diese beiden Begriffe für den umgeformten, transformierten Ätherleib und den umgeformten physischen Körper stehen.

Das ist für uns an sich schwer zu begreifen. Für die Menschen in der sechsten post-atlantischen Kulturepoche wird das anders sein: Sie werden zunächst einmal ganz konkret erfahren dürfen, was der transformierte Astralleib oder das Geistselbst wirklich bedeutet. Doch sie werden dadurch auch viel besser verstehen, was die zukünftigen neuen Fähigkeiten, nämlich der Lebensgeist und der Geistesmensch, mit sich bringen werden – eine neue Welt wird sich ihnen eröffnen.

Darüber hinaus werden Menschen, die das Geistselbst empfangen, auch die Geheimnisse von Karma und Reinkarnation auf einer tieferen Ebene verstehen lernen. Sie werden ihr vergangenes Leben oder ihre früheren Leben sehen und dadurch ihr Karma viel besser verstehen. Sie werden daher auch fähig sein, sich viel intensiver mit ihrem höheren Wesen zu verbinden, das sich Leben für Leben immer wieder in einen neuen menschlichen Körper kleidet.

Schwebend über die Erde wandeln

Diejenigen Menschen, die das Geistselbst in sich aufgenommen und entwickelt sowie den Christus als ihr wahres Selbst erkannt haben, werden eine besondere Erfahrung machen. Sie fühlen sich allmählich in der ätherischen Welt mehr zu Hause als auf der Erde. Es ist, als ob die ätherische Welt ihr eigentliches Zuhause wäre, mehr als die physische Welt. Sie wandeln gleichsam ätherisch einher, ohne die Erde noch zu berühren. Dies wurde möglich, weil sie ihr wahres Wesen, Christus, mehr und mehr außerhalb ihrer selbst, in der ätherischen Welt, gefunden haben. Dies schuf eine Bewegung „aus ihrem physischen Körper heraus“, in die Geistige Welt hinein.

Wir haben bereits erfahren, dass der Christus ihnen aus der ätherischen Welt erschienen ist und sie „zu sich ziehen“ würde. Jetzt beginnen die Menschen ganz konkret zu erfahren, was das bedeutet: Er wird mehr und mehr zum Kern ihres Wesens.
Denjenigen, die die Verbindung mit Christus noch nicht gefunden haben und sich ihres Geistselbst nicht bewusst geworden sind, wird noch etwas Zeit gewährt, um diesen Entwicklungsrückstand doch noch aufzuholen. Die Frist rückt näher.

Das Symbol des Rosenkreuzes

Das neue Christentum, das in der kommenden Kulturepoche entstehen wird, hat als Symbol das Rosenkreuz. Es besteht aus einem schwarzen Kreuz, dessen Herz von sieben roten Rosen umrankt wird. Dort, wo sich die beiden schwarzen Balken kreuzen, sehen wir einen Kranz aus sieben roten, leuchtenden Rosen. Das schwarze Kreuz, das aus schwarzem totem Holz besteht, symbolisiert das Leiden, das der Mensch durchmachen muss, um eine höhere Einweihung erhalten zu können. Eine Initiation, die im Sieg über alle niederen Triebe, Leidenschaften und Impulse steht. Die roten Rosen sind das Sinnbild des gereinigten und geläuterten Blutes – darin gibt es keine Triebe und dunklen Leidenschaften mehr. Das Blut – das der Träger unseres Geistes ist – wird völlig rein werden und keine dunkle Kraft mehr enthalten.

Das Rosenkreuzer-Symbol steht in engem Zusammenhang mit dem Rosenkreuzer-Spruch: „Aus dem Gotte sind wir geboren – In dem Christus sterben wir – Durch den Heiligen Geist werden wir auferstehen." Wir haben bereits erfahren, dass der Heilige Geist auch Sophia genannt wird, und dass diese uns, nachdem wir unseren Astralleib gereinigt haben, eine höhere Weisheit schenkt. Wir erhalten diese Weisheit jedoch nur, wenn wir durch den Tod gegangen sind: Durch den Tod unseres Egos. Das Motto: „In dem Christus sterben wir", spielt auf diesen Weg durch den Tod des Egos an. Das Rosenkreuzertum und der Rosenkreuzer-Spruch zeigen, dass unser Leben in dieser Kulturepoche weder leicht noch mühelos sein wird. Zumindest nicht für diejenigen, die geistig wachsen wollen, die dem Geist dienen möchten und die keine Sklaven der Materie und damit des Besitzes und der Gier sein wollen. Nur durch solide Lebenslektionen werden wir imstande sein, Herr über unsere Emotionen und Triebe zu werden und uns einen gereinigten Astralleib zu eigen zu machen. Diejenigen aber, die den Mut haben, „im Christus zu sterben" – und damit zu den Leiden des Lebens hinabzusteigen – werden in dieser Kulturepoche einen großen, eindrucksvollen Gewinn für ihr Leben verzeichnen dürfen: Sie werden das Geistselbst empfangen und so „durch den Heiligen Geist wiedergeboren" werden.

Dies sind also großartige Aussichten, die sich uns eröffnen, wenn wir Einblick in unsere Zukunft erhalten. Die Bibel beschreibt diese Kulturepoche auch in der Offenbarung des Johannes 3, 7-13. Dort erhält sie den Namen „Philadelphia": „brüderliche" beziehungsweise „schwesterliche Liebe". Dies zeigt das große Geschenk, das der Mensch in diesem Zeitalter empfangen kann, sofern er sich dafür öffnet: Eine reine, aufrichtige und unverfälschte Liebe zu allem und jedem. Jetzt wird er beginnen, bis in die Tiefe seines Wesens zu erfahren, dass die Liebe die höchste, stärkste und erhabenste kosmische Kraft ist. Er wird auch entdecken: Der irdische Name für diese Liebe lautet: Christus. Diese Liebe und der irdische Name für diese Liebe sind die Gaben, die ihm die wachsende Verbindung mit dem astralen Christus schenken wird.

Die siebte post-atlantische Kulturepoche

Veränderungen auf dem Gebiet der Fortpflanzung

Die siebte und letzte post-atlantische Kulturepoche wird zwischen 5733 und etwa 7900 stattfinden. Es wird eine entscheidende Zeit sein, denn jetzt wird sich zeigen, wer bereit ist und wer nicht, die Saat für eine ganz neue Ära zu legen, die bald beginnen wird, wenn auch die letzte der sieben post-atlantischen Kulturepochen vorüber sein wird.

Diese letzte Kulturepoche wird als anglo-amerikanische Kulturepoche bezeichnet, weil die amerikanische Kultur in jener Zeit vorherrschend sein wird. Es ist eine Zeit, die der Gegenwart verhältnismäßig nahe ist: Etwa 4.000 Jahre von heute an, etwa sechs Inkarnationen von unserem jetzigen Leben entfernt. In dieser vergleichsweise kurzen Zeit werden sich große Veränderungen vollziehen, die wir heute noch kaum erahnen können. Vor allem die physischen Veränderungen werden die Situation des Menschen völlig verändern.

In erster Linie wird sich die Fortpflanzung rigoros verändern.
In Zukunft werden die Menschen nicht mehr auf die Erde herabkommen, um in einem physischen Körper zu inkarnieren, der von ihren Eltern gezeugt wurde. Stattdessen wird der Kehlkopf des Menschen zum Fortpflanzungsorgan werden. Mit unserem Kehl-

kopf werden wir auf längere Sicht lernen, einen neuen Körper zu schaffen. Diese neue Art der Fortpflanzung wird nichts mehr mit Sexualität zu tun haben, mit der Vereinigung einer Eizelle mit einer Samenzelle. Daher werden für die Fortpflanzung dann auch nicht mehr zwei Personen benötigt. Der Mensch wird imstande sein, durch seinen Kehlkopf sein eigenes Bild zu erzeugen. Nicht jeder Mensch wird das können, wohl aber diejenigen, die bereit sind, sich auf diese Veränderungen einzulassen.

Es dürfte klar sein, dass dieser Wandel große Geheimnisse birgt, die wir noch nicht begreifen können. Doch so viel kann ich schon sagen: Unsere neue Fortpflanzungsfähigkeit hat mit dem Mysterium des Wortes, mit unserer Sprache, zu tun. Denn mit unseren Worten sind große Geheimnisse verbunden. Man könnte sagen, dass sich nun die ersten dieser Geheimnisse langsam offenbaren werden. Sie stehen in engem Zusammenhang mit den ersten Worten des Johannes-Evangeliums: „Im Anfang war das Wort, und das Wort war bei Gott, und Gott war das Wort."

Diejenigen, die sich für die Zukunft öffnen und den Mut haben, die Veränderungen, beziehungsweise das geistige Wachstum, das die Geistige Welt von uns verlangt, mitzumachen, werden erkennen, dass ihre Worte immer mehr schöpferische Kraft gewinnen. Zunächst einmal werden sie erfahren, dass ihre Worte Bilder erschaffen, die lebenden Pflanzen ähneln. Nach längerer Entwicklung werden die Menschen entdecken, dass ihre Worte dann automatisch fühlende Wesen erschaffen. Diese Entwicklung gipfelt schließlich darin, dass das Wort des Menschen einen Menschen erschafft. Wir sehen also, wie unsere Worte zunächst Pflanzenwesen, dann fühlende Wesen und schließlich einen Menschen erschaffen.

Mit diesen wenigen Worten fasse ich eine Entwicklung von Hunderten, ja sogar Tausenden von Jahren zusammen. Mit dieser Entwicklung wird die sexuelle Energie überflüssig: Sie wird freigesetzt und als spirituelle Kraft genutzt, mit der die Menschen ihren Astralleib reinigen können. Diese Reinigung wird es ihnen ermöglichen, ein ehrliches, aufrichtiges, dienendes und tugendhaft gesundes Leben zu führen. Dank dieser Entwicklung werden die Menschen erkennen, dass sie zusammenarbeiten und alles freiwillig miteinander teilen müssen: Ihre Moral und ihre spirituelle Erkenntnis werden sie darin bestärken.

Das Geschenk für die, „die überwinden“

Diejenigen, die ihr Geistselbst zur Entfaltung bringen und sich mit dem kosmischen Christus, mit der Essenz der höchsten Liebe, verbunden haben, werden mehr auf die ätherische als auf die physische Welt ausgerichtet sein. Folglich werden sie die Farben auf der Erde immer weniger wahrnehmen, als wären sie farbenblind geworden. Auch ihr Gehör wird praktisch verschwunden sein. Doch je mehr ihre physischen Sinneskräfte schwinden, desto mehr werden sie mit der Zeit merken, wie der Christus-Impuls sie immer intensiver erleuchtet und ihnen inspirierende schöpferische Kräfte verleiht. Das wird sie feurig und enthusiastisch machen. Mit anderen Worten: Sie werden wie von einem inneren Feuer entflammt sein. Dies ist möglich, weil die von Christus ausgehende Wahrheit („Ich bin der Weg, die Wahrheit und das Leben“) nun in ihnen als ihre eigene Wahrheit lebt. Zugleich müssen sie aber auch die Erde weiterhin ernst nehmen und erkennen, dass die irdische Welt und die Ätherwelt eine Einheit bilden.

Diese Entwicklung wird sich nicht ganz von alleine vollziehen: Die Menschen werden viele Opfer bringen müssen, um an diesen Punkt zu gelangen. Sie werden tiefes Leid durchstehen und Ablehnung, Verurteilung, ja sogar alle möglichen Marterqualen seitens all derer ertragen müssen, die sich diesen Entwicklungen nicht anschließen wollen und die ätherische Welt immer noch ablehnen und für eine Chimäre halten.

Totes Denken produziert eine tote Erde

In unserer derzeitigen Kulturepoche wird man einen zunehmenden Egoismus in der Welt beobachten können: Ein Netz von Egoismus wird über die Erde gelegt werden, und zwar von denjenigen, die an den alten Ansichten oder Lebensweisen festhalten. Sie klammern sich an den reinen Materialismus und haben kein Interesse, sich weiterzuentwickeln. Sie werden immer noch nichts von der Geistigen Welt wissen wollen, diese hartnäckig ablehnen und alle Menschen unterdrücken, die sich mit ihr verbinden möchten.

Dieser zunehmende globale Egoismus führt zu einer Atmosphäre der Erstarrung und verursacht intensive Gefühle der Einsamkeit. Doch er führt auch dazu, dass Regionen auf der Erde verdorren, in welchen dieses seelenlose Leben am meisten angestrebt wird.

Letzteres muss uns nachdenklich stimmen: Es wird noch viel deutlicher als jetzt werden, welchen Einfluss unser Denken auf die Erde hat. Wenn wir nur die Materie als Realität anerkennen und vom Geist, von der Kraft des Geistes und von der Geistigen Welt nichts wissen wollen, ist unser Denken unfruchtbar, kalt und lieblos. Die Leblosigkeit dieses Denkens wirkt sich direkt auf die Natur aus und tötet sie allmählich. Dadurch werden ganze Landstriche verdorren, so dass die Menschen dort nicht mehr leben können.

Dies ist für uns eine wichtige Warnung: Die Klimakrise wird nicht nur durch den Ausstoß von Treibhausgasen verursacht. Es gibt auch eine spirituelle Ursache – und vielleicht ist sie genauso entscheidend, oder sogar noch entscheidender als die Treibhausgase. Diese Ursache liegt im toten Denken der Menschen. Totes Denken verursacht eine tote Erde. Es ist eigentlich so einfach. Dies ist eine Erkenntnis, die viel mehr Aufmerksamkeit verdient, als ihr derzeit zuteil wird.

Neue Kräfte werden entdeckt

Zu dieser Erkenntnis werden die Menschen in 4.000 bis 5.000 Jahren kommen müssen. Wenn sie sich nicht darauf einlassen, werden sie an den Entwicklungen auf der Erde nicht mehr beteiligt sein. Dann werden sie sich selbst ausschließen und nicht mehr an der weiteren Evolution der Menschheit teilhaben. Doch nicht nur sie werden zu dieser Erkenntnis kommen müssen, sondern auch wir werden dies bereits heute tun müssen.

Denn wo die Gedanken nicht lebendig gehalten werden (wo sie nicht kreativ, schöpferisch, aufnahmefähig und eins mit der Kraft der Liebe sind), werden Kräfte auf der Erde wirksam werden, die dazu führen, dass die Erde in einen Todeskampf eintritt. Diesen Sterbeprozess verhindern wir nicht, indem wir uns auf die Treibhausgase konzentrieren, sondern nur, indem wir unser totes Denken wiederbeleben.

Leider werden die meisten Menschen in dem Moment (wie übrigens auch heute) nichts von der Umwandlung ihres toten Denkens in ein lebendiges Denken wissen wollen. Die daraus resultierende negative Entwicklung wird sich noch verstärken, da die Menschen neue, mächtige Kräfte entdecken werden, die die gesamte Erde in eine Art eigenständig agierenden elektrischen Apparat verwandeln werden. Die Entdeckung dieser Kräfte wird die negative Entwicklung, in der so viele bereits gefangen sind, noch verstärken.

Der Krieg nach dem Motto: „Jeder gegen jeden"

Das Netzwerk des Egoismus, das sich über die Erde spannt, wird zu gegenseitigen Streitigkeiten, Konflikten und zerstörerischen Angriffen führen. Diejenigen, die in sich das Geistselbst entwickelt haben, werden davon nicht betroffen sein: Sie haben ihr Inneres beziehungsweise ihren Astralleib bereits gereinigt. Dadurch sind sie nicht mehr empfänglich für all die Emotionen von Eifersucht, Neid, bitterer Empörung, Egoismus und Selbstsucht. Wer für diese Gefühle noch offen ist, wird das Leben als Dauerkrieg erleben – Krieg nach dem Motto: Jeder gegen jeden. Diese Prüfung kann als ein letzter Aufruf zum Erwachen betrachtet werden, als Aufruf, sich der Geistigen Welt bewusst zu werden und zur Erkenntnis zu kommen. Wo dies nicht der Fall ist, werden die bösartigsten Kräfte das Leben beherrschen.

Das neue Erscheinungsbild Christi

Nachdem er sich zunächst auf der physischen Ebene manifestiert hatte (vor etwa 2.000 Jahren), dann auf der ätherischen Ebene (in unserer Zeit), noch später auf der astralen Ebene (um 5.000), wird der Christus am Ende dieser Kulturepoche aus dem Devachan, der höheren geistigen Welt, erscheinen. Dies wird ein unvorstellbar großes Ereignis sein, das alle Menschen, die es erleben dürfen, mit einem tiefen, unauslöschlichen Eindruck prägen wird: In ihren gesamten weiteren Leben werden die Kräfte dieses Ereignisses in ihnen wirken. Der Christus erscheint um 8000 in seiner ganzen Leuchtkraft als das wahre Geistselbst, als der mächtige Wegbereiter der menschlichen Evolution und als die Essenz und Verkörperung des höheren Ichs. Unser höheres Ich scheint ein Teil seines Wesens zu sein, genau wie das höhere Ich aller anderen Menschen. Sein höheres Ich transzendiert somit jedes menschliche Ich. Das Licht, das von ihm ausgeht, sendet der Menschheit die höchsten denkbaren moralischen Impulse. Mehr denn je zuvor werden die Menschen erkennen: „Mein wahres, mein tiefstes Wesen, finde ich im Christus. Nur wenn ich mich mit ihm verbinde, werde ich zu dem werden, was ich im tiefsten Inneren bin."

Die Menschen werden sehen dürfen – und können sich dessen dadurch bewusst werden – dass der Christus zum Geist der Erde werden wird, so dass die Erde schließlich (in einer späteren Inkarnation der Erde) zu einer Sonne werden wird.

Eins und ganz zur Liebe werden

Viele Menschen, die im Laufe der Jahrhunderte an sich selbst und ihrer geistigen Entwicklung gearbeitet, ihr Geistselbst empfangen und ihr eigentliches, tiefstes Wesen in Christus gefunden haben, werden dann nicht mehr länger auf der Erde bleiben: Sie werden in das neue Zeitalter versetzt werden. Als Vergleich können wir an Noahs Reise von Atlantis nach Europa und Asien denken. Auch diese Reise fand am Ende einer Ära statt.

Nur wenige aus dieser Gruppe werden auf der Erde zurückbleiben: In den Turbulenzen, die dann herrschen, werden sie lernen, bis ins kleinste Detail zu verstehen, was die Zukunft ihnen bringen wird: Ihr geistiges Auge wird geöffnet werden. Sie werden auch erleben dürfen, wie der Christus in allen Teilen ihres Wesens aktiv wird. So dürfen sie bereits etwas von der fernen Zukunft erfahren, in der dies für jeden Menschen möglich sein wird.

Durch dieses große Geschenk – die Erfahrung des Wirkens Christi in ihrem ganzen Wesen – erwachen in ihnen die höchsten Kräfte der Liebe. Eben diese Liebe wird zur Quelle allen weiteren Wissens werden, das sie erwerben werden. Eben diese Liebe wird auch all ihr Tun inspirieren. Darüber hinaus wird eben diese Liebe bewirken, dass sie alles verstehen, durchschauen und durchfühlen.

Diejenigen jedoch, die auf der Erde bleiben und die heftigen Entwicklungen erleben dürfen, die das Ende dieses Zeitalters begleiten, werden heftige Verfolgungen ertragen müssen. Aber sie werden sich stets bewusst sein, dass das, was Jesus Christus seine Jünger gelehrt hat, auch auf sie zutrifft: „Selig sind, die um Gerechtigkeit willen verfolgt werden; denn das Himmelreich ist ihres.“[25]

So werden auch sie zur Saat für das neue Zeitalter und können dieses neue Zeitalter maßgeblich mit Liebe füllen.

Wie es weitergeht

Mit dem Ende der siebten post-atlantischen Kulturepoche ist der Entwicklungsweg des Menschen auf der Erde noch lange nicht abgeschlossen. Zunächst einmal werden noch zwei weitere Zeitalter auf der Erde folgen: Das sechste und das siebte. Auch diese werden jeweils aus sieben Kulturepochen bestehen. Danach wird die Erde sterben und untergehen.

Nach ihrem Tod zieht sich die Essenz der Erde ins *Pralaya* (die „Weltennacht“) zurück, aus dem sie nach einer Ruhephase wiedergeboren werden wird. Zuerst als Jupiter, dann als Venus und schließlich als Vulkan.

Wir haben also nur einen sehr kleinen Teil der langen Zukunft, die vor uns liegt, betrachtet. Doch das, was wir gesehen haben, macht deutlich, wie wir uns weiterentwickeln werden: Der Mensch ist ein Wesen, das erst auf halbem Weg seiner Entwicklung steht und Leben für Leben weiter an dieser Entwicklung arbeiten wird. Die beiden großen Aufgaben, die vor uns liegen, sind folgende:

- Werden Sie sich bewusst, dass noch ein langer Weg vor Ihnen liegt,
- und werden Sie sich darüber hinaus bewusst, welche Lektionen Sie in Ihrer gegenwärtigen Inkarnation eigentlich präsentiert bekommen.

Darauf möchte ich im letzten Kapitel dieses Buches noch etwas näher eingehen.

Der lange, erbitterte Kampf um den Geist

Die Entwicklung schreitet immer weiter voran

Wir haben die Entwicklungen bis etwa zum Jahr 8000 verfolgt. Wir haben festgestellt, dass auch nach 8000 noch ein langer Entwicklungsweg vor uns liegt. Inzwischen dürfte klar sein, dass es uns immer schwerer fallen wird, die Ereignisse und Entwicklungen, die sich auf diesem Weg abspielen werden, zu verstehen, weil sie unsere Vorstellungskraft zunehmend übersteigen werden. Man denke nur an die Veränderungen, die sich im Bereich der Fortpflanzung vollziehen werden. Es wird deutlich, wie schwierig es sein wird, noch weitreichendere zukünftige Entwicklungen zu verstehen.

Der Blick, den wir auf die nächsten paar tausend Jahre werfen konnten, die uns erwarten, hat verdeutlicht, dass es noch etliche weitere Inkarnationen auf der Erde und auf Jupiter, Venus und Vulkan geben wird, um unsere Entwicklung fortzusetzen – zumindest, wenn wir den Weg des Wachstums und der Entwicklung gehen wollen, wie ihn uns die Geistige Welt weist und auf dem sie uns führt.

Wir können aber auch in eine Haltung der Abgestumpftheit und Oberflächlichkeit abdriften, so dass wir am Ende nicht mehr mit den von der Geistigen Welt beabsichtigten und gelenkten Entwicklungen Schritt halten können. Wenn das geschieht, fallen wir zurück auf die Stufe eines Gruppenwesens. Das hat zur Folge, dass wir die große Aufgabe, die der Mensch auf der Erde zu erfüllen hat, nicht erfüllen können, nämlich unser Ich weiter zu entwickeln: Zunächst unser Ego beziehungsweise niederes Ich, und dann unser höheres Ich. Dadurch fallen wir aus dem aktuellen Entwicklungsstrom heraus und nehmen nicht mehr an der zukünftigen Entwicklung der Menschheit teil.

Wir können lernen, unser Leben und uns selbst anders zu betrachten

Mit diesem Buch möchte ich auf eine andere Sichtweise des Lebens hinweisen. Wie wir den Menschen – und damit uns selbst – als ein Wesen betrachten können, das Leben für Leben neue Lebenslektionen erhält und sich jedes Mal ein wenig weiter entwickelt. Auf diese Weise können wir lernen, unsere Aufmerksamkeit immer mehr auf das Wesen zu richten, das von einer Inkarnation zur nächsten fortschreitet: Unser höheres Ich beziehungsweise unser höheres Selbst.

Momentan richten wir unsere Aufmerksamkeit hauptsächlich auf unser niederes Ich, unser Ego. Außerdem blicken viele nicht über die Schwelle des Todes hinaus, weil das Leben ihrer Meinung nach mit dem Tod für immer endet. Diese eingeschränkte Sichtweise ist vor allem deshalb so gefährlich, weil wir uns nicht im Klaren darüber sind, dass wir eigentlich geistige Wesen sind, die Leben für Leben auf die Erde kommen, um immer wieder neue Lektionen zu lernen. Durch eine solche Denkweise vergessen wir nicht nur die Geistige Welt, wir sind uns auch nicht mehr bewusst, dass wir nicht nur einen physischen Körper, sondern auch einen Astralleib und darüber hinaus noch einen Geist haben. Bereits in der Bibel beschreibt Paulus das Wesen des Menschen, bestehend aus einem Körper, einer Seele und dem Geist. In der Tat wussten die großen Eingeweihten noch, wie ein Mensch aufgebaut ist.

So bereiten wir uns auf künftige Leben vor

Die Einblicke in die Zukunft, wie sie in diesem Buch beschrieben und uns von den großen Sehern gegeben werden, dürften es inzwischen mehr als deutlich haben, dass wir uns in unserem gegenwärtigen Leben auf unsere zukünftigen Leben vorbereiten. Wie wir aktuell leben, wie wir denken und handeln, bestimmt unsere nächsten Leben. Diese kommenden Leben mögen zwar vielleicht noch weit weg erscheinen, doch in Wirklichkeit sind sie bereits nahe. Viele, die in unserer heutigen Zeit leben, werden erst in der Zeit des Erzengels Anael ihre nächste Inkarnation erleben und etwa 700 bis 800 Jahre später, gegen Ende der fünften post-atlantischen Kulturepoche, wieder auf die Erde zurückkehren.

Natürlich gibt es viele Ausnahmen von dieser Regel, doch sie zeigt in groben Zügen, was viele von uns in Zukunft zu erwarten haben. Von der Geistigen Welt aus betrachtet, wird das gar nicht so weit entfernt erscheinen. Von der Erde, von diesem Körper und von diesem begrenzten Leben aus gesehen, scheint es jedoch noch weit weg zu sein: Immerhin wird es noch etwa 1.500 Jahre dauern, bis das Jahr 3573 erreicht ist.

In der Geistigen Welt werden wir dies jedoch ganz anders erleben. Dort blicken wir aus der Sphäre der Ewigkeit auf die Ausflüge, die wir von Zeit zu Zeit zur Erde machen werden.

Wie können wir uns in unserem jetzigen Leben auf unsere zukünftigen Leben vorbereiten? Was können wir jetzt schon tun, um auf die Aufgaben vorbereitet zu sein, die uns dann erwarten? Lassen Sie mich das zum Abschluss in ein paar kurzen Anmerkungen so konkret wie möglich formulieren:

- Betrachten Sie dieses Leben als eine Vorbereitung auf kommende Inkarnationen. Allgemein betrachtet, werden unsere nächsten beiden Inkarnationen rund um das Jahr 2800 und dann um 3500 stattfinden. Doch es gibt viele Ausnahmen von dieser Regel: Wenn Christus uns früher braucht, kehren wir früher auf die Erde zurück. Werden wir später gebraucht werden, inkarnieren wir später.
- Werden Sie sich der Geistigen Welt bewusst und halten Sie die Verbindung zu ihr über Gebet, Meditation, Träume und das Sammeln von Erkenntnissen aufrecht.
- Seien Sie offen für das, was Menschen Ihnen über ihre spirituellen Erfahrungen erzählen möchten: Eine Nahtod-Erfahrung, eine Begegnung mit einem Engel, die Erscheinung des ätherischen Christus oder Botschaften von einem Verstorbenen. Sie müssen dabei wahrhaftig nicht alles glauben: Ihr gesunder Menschenverstand wird Ihnen schon sagen, was glaubhaft ist und was nicht. Doch verschließen Sie sich auch nicht vor solchen Erfahrungen.
- Haben Sie keine Angst vor dem Tod, machen Sie sich jedoch mit dem Weg vertraut, der vor Ihnen liegt. Je mehr wir uns dieses Weges bewusst sind, desto mehr werden wir dieses neue spirituelle Leben genießen!
- Gehen Sie bei Fragen zu Ihrer Gesundheit von der Triade Körper, Seele und Geist aus. Bitten Sie beispielsweise einen Homöopathen, einen anthroposophischen Arzt oder andere The-

rapeuten um Hilfe, die ihre Behandlungen auf diese Dreigliedrigkeit stützen.

- Unsere Aufgabe in diesem Leben ist es, zu lernen, das Gruppendenken loszulassen und zum Individuum zu werden – nämlich zu uns selbst. Das ist verwirrend und macht uns zweifellos einsam. Außerdem werden wir in diesem Prozess viele Fehler begehen, aber das ist nicht schlimm. Traurig wäre es jedoch, wenn wir uns in einer Gruppe verschließen und nicht mehr befähigt sind, selbst zu denken, eigene Erkenntnisse zu gewinnen und eine eigene Lebenseinstellung zu erlangen.
- Versuchen Sie, Schritt für Schritt, Ihr gewohntes, irdisches Denken in ein höheres, geistiges Denken zu verwandeln. Seien Sie sich dabei bewusst, dass ein rein intellektuelles Denken der Erde schadet: Eine solche Denkweise wird in der Zeit von Anael beispielsweise zu Vulkanausbrüchen führen.
- Widmen Sie sich dem geistigen Wachstum und polieren Sie nach und nach Ihre dunklen Charakterzüge (dazu müssen Sie diese zuerst kennen und Selbsterkenntnis besitzen). Mit anderen Worten: Gehen Sie den Weg der wachsenden Selbsterkenntnis.
- Lernen Sie, schmerzhafte Lebenserfahrungen zunehmend als offenbar notwendige Lebenslektionen zu betrachten, und werden Sie sich des geistigen Gewinns bewusst, den Sie aus diesen Erfahrungen gezogen haben.
- Lernen Sie, Ihre Freiheit positiv einzusetzen, um anderen aus freien Stücken auf ihrem Weg helfen zu können.
- Werden Sie zu einem Kanal für verstorbene geliebte Menschen, die durch Sie die Erde in einen Planeten voller Liebe verwandeln wollen. Werden Sie sich bewusst, welcher verstorbene geliebte Mensch durch Sie hindurch wirken möchte.
- Erkennen Sie, dass das Ziel all unserer Leben und all unserer

Erfahrungen darin besteht, ein Wesen reiner Liebe zu werden, dem Christus gleich.

Anhang 1:
Über die Regentschaften, Zeitalter und Kulturepochen

Die sieben zukünftigen Regentschaften der Erzengel:

- Die Regentschaft von Michael: 1879-2233
- Die Regentschaft von Oriphiel: 2233-2587
- Die Regentschaft von Anael: 2587-2941
- Die Regentschaft von Zachariel: 2941-3295
- Die Regentschaft von Raphael: 3295-3649
- Es folgen die Regentschaften von Samael und Gabriel.

Nach Ablauf der Regentschaft von Gabriel übernimmt Michael wieder die Regentschaft. Nach ihm kehren nacheinander die anderen sechs oben genannten Erzengel zurück, um zu regieren.

Die folgenden sieben Regentschaften der Erzengel liegen inzwischen (nahezu) hinter uns:

- Die Regentschaft von Oriphiel: 200 v. Chr.-150 n. Chr.
- Die Regentschaft von Anael: 150-500 n. Chr.
- Die Regentschaft von Zachariel: 500-850 n. Chr.
- Die Regentschaft von Raphael: 850-1190 n. Chr.
- Die Regentschaft von Samael: 1190-1510 n. Chr.
- Die Regentschaft von Gabriel: 1510-1879 n. Chr.
- Die Regentschaft von Michael: 1879-2223 n. Chr.

Die sieben Zeitalter der Erde sind:

1. Das polarische Zeitalter
2. Das hyperboräische Zeitalter
3. Lemurien beziehungsweise das lemurische Zeitalter
4. Atlantis beziehungsweise das atlantische Zeitalter
5. Das fünfte post-atlantische Zeitalter
6. Das sechste post-atlantische Zeitalter
7. Das siebte post-atlantische Zeitalter

Die sieben Kulturepochen des fünften post-atlantischen Zeitalters sind:

1. Die altindische Kulturepoche: 7227-5067 v. Chr.
2. Die altpersische Kulturepoche: 5067-2907 v. Chr.
3. Die ägyptisch-babylonische Kulturepoche: 2907-747 v. Chr.
4. Die griechisch-römische Kulturepoche: 747 v. Chr.-1413 n. Chr.
5. Die fünfte post-atlantische Kulturepoche: 1413-3573 n. Chr.
6. Die russische Kulturepoche: 3573-5733 n. Chr.
7. Die siebte post-atlantische Kulturepoche: 5733-7893 n. Chr.

Anmerkung: Die aktuelle beziehungsweise fünfte post-atlantische Kulturepoche wird auch als die germanisch-angelsächsische Kulturepoche bezeichnet.

Anhang 2
Erläuterungen zum Aufbau des Menschen

Ein Mensch ist mehr als nur ein physischer Körper. Laut dem Apostel Paulus, besteht ein Mensch aus einem Körper, einer Seele und einem Geist. Im esoterischen Christentum wird diese Dreigliederung zu einer Viergliederung erweitert.

Zunächst einmal hat der Mensch einen physischen Körper
Dieser physische Körper wird durch geistige Energien zum Leben erweckt, die in der östlichen Tradition „Prana", in der westlichen Tradition „Atem Gottes" genannt werden. Diese Energien um- und durchfließen den physischen Körper. Dieser geistige Körper wird als „Ätherleib" bezeichnet und ist in der Regel ein wenig größer als der physische Körper.

Betrachtet man einfach einmal den Unterschied zwischen einem toten und einem schlafenden Menschen, dann kann man genau erkennen, was der Ätherleib tut: Er erweckt den physischen Körper zum Leben. Ein toter Körper ist ein physischer Körper, der vom Ätherleib verlassen wurde und daher tot ist. Der schlafende Körper hingegen wird durch den Ätherleib am Leben erhalten. Paulus nennt den physischen Körper und den Ätherleib zusammen einfach den „Leib". Das ist verständlich, denn ohne den Ätherleib wäre unser physischer Körper tot, ein Leichnam.

Neben dem physischen Körper und dem Ätherleib besitzt der Mensch – laut Paulus – auch eine Seele. Diese ist über den Astralleib mit dem Ätherleib und dem physischen Körper verbunden. Schließlich ist die Seele ja etwas Geistiges und enthält unsere Charaktereigenschaften, unsere Triebe und unsere Emotionen. Da unsere Seele aus einer höheren, einer geistigen Substanz besteht, muss es eine Instanz oder eine Kraft geben, die unsere Seele mit unserem physischen Körper verbindet. Diese Instanz ist der Astralleib. Er ist der Träger unserer Seele und verbindet unsere Seele mit dem physischen Körper und dem Ätherleib. Diese beiden, unsere Seele und unser Astralleib, sind so eng miteinander verbunden, so erscheinen sie wie eine Dualität.

Dieser zweite geistige Körper dehnt sich mehr als der Ätherleib und der physische Körper aus und hat eine ausgeprägte Ausstrahlung. Hellsichtige nehmen die Farbenpracht dieses Körpers als Aura wahr.

Wenn man den Unterschied zwischen einem schlafenden Menschen und einem wachen oder bewussten Menschen betrachtet, kann man sehen, was die Seele (in enger Zusammenarbeit mit dem Astralleib) tut: Sie weckt uns auf und macht uns bewusst, so dass wir fähig werden, aktiv am irdischen Leben teilzunehmen. In diesen drei Körpern (dem physischen Körper, dem Ätherleib und dem Astralleib) lebt das Ich des Menschen. Dieses Ich besteht aus zwei Teilen:

Einerseits aus dem niederen Ich oder Ego, das an den physischen Körper gebunden ist. Andererseits aus dem höheren Ich, das auch unser höheres Selbst oder unser spirituelles Selbst genannt wird und aus der Welt des Geistes stammt.

Der Mensch besteht also gemäß dem esoterischen Christentum aus einem physischen Leib, einem Ätherleib, einem Astralleib und einem Ich, in dem der Geist lebt.

Anmerkungen

1 Eine Erläuterung der Offenbarung des Johannes (in Form einer Erzählung) finden Sie bei Hans Stolp, De ziener van Patmos („Der Seher von Patmos"), Ten Have 2009.

2 Jacob Slavenburg, De verloren erfenis, Inzicht in de ontwikkeling van het christendom, („Das verlorene Erbe, Einblick in die Entwicklung des Christentums"), Ankh-Hermes 1993, S. 113.

3 Siehe Hans Stolp, Het geheim van de twee Jezuskinderen („Das Geheimnis der beiden Jesuskinder"), Adventum 2019, S. 23 ff.

4 Rudolf Steiner, Wie erlangt man Erkenntnisse der höheren Welten?, Freies Geistesleben 1991.

5 Diese Fähigkeiten werden aufeinanderfolgend „Geistselbst", „Lebensgeist" und „Geistesmensch" genannt.

6 Um diese Thematik etwas gründlicher studieren zu können, verweise ich Sie vor allem auf: Rudolf Steiner, Aus der Akasha-Chronik, Die Entwicklung von Mensch und Erde, Pentagon 2004. Eine Vertiefung der Erkenntnisse aus diesem Buch findet sich in: Rudolf Steiner, Theosophie, Freies Geistesleben 1994 und: Rudolf Steiner, Die Wissenschaft von den Geheimnissen der Seele, Freies Geistesleben, 3. Auflage 2012.

7 Wir wissen auch, dass Kriegsopfer oft früher zurückkehren, um die heftigen Emotionen, die sie in jenem Leben als Kriegsopfer erlebt hatten, in einem weiteren Leben zu verarbeiten und wieder abzulegen.

8 In der Offenbarung des Johannes heißt es in 3, 21: „Wer überwindet, dem will ich geben, mit mir auf meinem Stuhl zu sitzen."

9 Siehe Hans Stolp, Mit Engeln leben, Aquamarin Verlag 2007.

10 Siehe den Brief des Paulus an die Kolosser 1, 16.

11 Siehe mein Buch De verschijningen van Christus in onze tijd („Die Christuserscheinungen in unserer Zeit"), Ankh-Hermes 2002.

12 Hans Stolp, Der Weg ins Jenseits, Aquamarin Verlag 2014.

13 Johannes-Evangelium 12, 32.

14 Der Unterschied besteht darin, dass Rudolf Steiner von Reinkarnation und damit von mehreren Leben ausgeht, und C. G. Jung nur von einem Leben. Folglich enthält „der Doppelgänger" auch vergessene Lebenslektionen aus früheren Leben, „der Schatten" jedoch lediglich die vergessenen Lebenslektionen aus dem gegenwärtigen Leben.

15 Hans Stolp, Michael – Der Erzengel des Neuen Zeitalters, Aquamarin Verlag 2018.

16 Die Einsamkeit wurde als die wichtigste Krankheit unserer Zeit bezeichnet. Siehe mein Buch: Einsamkeit – Niemand ist jemals allein, Aquamarin Verlag 2010.

17 Lorenz Wagner, Der Junge, der zu viel fühlte: Wie ein weltbekannter Hirnforscher und sein Sohn unser Bild von Autisten für immer verändern, Brandt 2021.

18 Siehe dazu mein Buch: Jesus Christus – Die Mysterien des esoterischen Christentums, Aquamarin Verlag 2021. „Siehe 1. Mose 2 und 3.

19 Siehe Genesis 2,3.

20 Siehe Genesis 14:18-24

21 Richard Seddon, The Future of Humanity and the Earth as foreseen by Rudolf Steiner („Die Zukunft der Menschheit und der Erde, wie sie Rudolf Steiner vorausgesehen hat"), Temple Lodge 2002, S. 32.

22 Richard Seddon, The Future of Humanity and the Earth: As foreseen by Rudolf Steiner („Die Zukunft der Menschheit und der Erde, wie sie Rudolf Steiner vorausgesehen hat"), Temple Lodge 2002, S. 31.

23 Johannesevangelium 19, 26f.

24 Eine detaillierte Beschreibung der Initiation von Lazarus/Johannes findet sich in meinem Buch: Esoterisch Bijbellezen, Deel II, Johannes de Ingewijde („Esoterisches Bibellesen, Teil II, Johannes der Eingeweihte"), De Heraut 2013, 4. Auflage.

25 Matthäusevangelium 5, 10, in der Übersetzung von Ogilvie.

26 Unser Astralleib ist der Träger unserer Seele. In unserem Astralleib bauen wir unsere Seele auf. Unsere Seele ist also eine Fähigkeit, die von unserem Astralleib ausgeht und daher auch nicht (ganz) mit ihm identisch ist.